AUTISMO Y NIVEL DE VIDA

AUTISMO Y NIVEL DE VIDA

COMPRENDIENDO LA CRISIS AMBIENTAL

ZIVOTA NIKOLIC

Zivota Nikolic
Autismo y nivel de vida

Publicado por Spines
ISBN 979-8-90002-606-0

Spines

Este libro está dedicado a mi querido amigo Eli, que falleció en un incendio en su casa el 24 de diciembre de 1987. El incendio fue provocado accidentalmente por su hijo con autismo y su hermana con un radiocasete, al dejar el reproductor tumbado sobre el sofá de la sala de juegos. Su esposa y su cuñada estaban de compras navideñas. Eli estaba en el jacuzzi descansando tras un largo día.

Yo estaba en mi casa en Simi Valley, en mi cama, escuchando la emisora local de noticias. En un momento, escuché la noticia de que en Canoga Park había un incendio en una casa y que un hombre había muerto. Pocos segundos después, recibí una llamada para informarme de que Eli había muerto en el incendio de la casa y que debía ir porque la esposa no estaba en casa y los niños estaban en la casa del vecino. Me subí al coche y conduje tan rápido como pude para llegar antes de que llegara su esposa. La parte frontal de la segunda planta había desaparecido por completo. El jefe de bomberos a cargo me explicó lo que había pasado, cómo había pasado y el lugar donde encontraron el cuerpo de Eli.

Ahora teníamos que ver cómo iba a reaccionar su esposa cuando viera todo esto y cómo íbamos a protegerla para que no estuviera al borde de una crisis. Este fue un momento de mi vida que nunca voy a olvidar y cada vez que hablo de ello se me llenan los ojos de lágrimas. Ahora el chico tiene 50 años y está intentando aprender a vivir solo porque su madre está enferma y no puede cuidarlo. Conocí al niño cuando era un bebé. En aquel entonces, no sabía nada sobre el autismo, pero ahora sé cómo llegó a tener autismo.

En lugar de celebrar la Navidad ortodoxa el 7 de enero, en mi casa estábamos dando sepultura a Eli. Esta situación trágica me impulsó durante toda mi vida a pensar en los problemas del autismo y en cómo podrían resolverse. Solo necesitamos comprender nuestro estándar de vida y estaremos mucho más saludables.

Eli se llama Ilija Barovic, nacido en Montenegro.

Su esposa se llama Anka.

Hijo con autismo: Danis.

Y la hija: Maja.

ÍNDICE

PARTE II

AGRADECIMIENTOS

En Estados Unidos, intenté informar al CDC (Centros para el Control y la Prevención de Enfermedades), a la FDA (Administración de Alimentos y Medicamentos) y a muchas otras instituciones y funcionarios gubernamentales, incluidos mis senadores. Nadie respondió a ninguno de mis correos electrónicos ni llamadas telefónicas. Incluso recibí comentarios de que no podía presentar ningún trabajo científico porque no tengo un título académico.

Educar así a los nuevos padres es mi única opción para salvar a millones de niños de desarrollar autismo. No existe medicamento que reinicie una célula de la madre para que vuelva a comenzar a desarrollar el centro del cerebro. Si te cortas la mitad de un dedo, tendrás ese dedo corto toda la vida; nunca volverá a crecer. Con el centro del cerebro del bebé, responsable de distintas funciones, ocurre exactamente lo mismo.

ACERCA DEL AUTOR

No pretendo presumir, pero he estudiado el autismo desde una perspectiva algo diferente a la de la investigación médica clásica. He analizado cómo las mejoras percibidas del estándar de vida actual respecto al pasado pueden ser la causa raíz del aumento de las tasas de autismo.

Los últimos 50 años, aproximadamente, de investigación en el campo del autismo no han logrado explicar la causa raíz del aumento de la tasa de autismo en bebés y niños pequeños. De un caso entre miles en la década de 1960, ahora estamos en el punto de uno de cada 36 e incluso menos.

¿Por qué? Bien, hay varias respuestas. Examinemos las razones.

La investigación médica académica ha sido completamente incapaz de dar con una explicación de la causa del autismo y de cómo prevenirlo y curarlo.

Durante la última década, he investigado la relación entre el sistema inmunitario, los niveles de concentración de oxígeno en el aire que respiramos, los niveles de aminoácidos y su efecto en los seres humanos y los animales de sangre caliente.

Una primera consideración es que pocas casas y

apartamentos hace 50 años tenían sistemas centrales de calefacción y aire acondicionado. Por lo tanto, la ventilación en casas y apartamentos dependía del aire exterior que entraba por las ventanas. Este aire exterior es importante para reemplazar el aire interior, el cual puede reducir los niveles de oxígeno y aumentar los niveles de dióxido de carbono, esencialmente debido a la respiración de las personas y las mascotas.

El aire exterior está compuesto principalmente por 78,08% de nitrógeno, 20,90% de oxígeno y 0,04% de dióxido de carbono. El dióxido de carbono, que es el menos abundante en volumen de los tres elementos principales pero el más tóxico, es el que más pesa, con aproximadamente 44 g por mol; el oxígeno pesa aproximadamente 32 g por mol, y el nitrógeno, aproximadamente 18 g por mol.

Una ventilación adecuada de un edificio con aire exterior mantiene los niveles de concentración de oxígeno y dióxido de carbono óptimos desde el suelo hasta el techo de cada habitación del edificio. Sin una ventilación adecuada, el dióxido de carbono que exhalan las personas y las mascotas, que es más pesado que el oxígeno, se queda cerca del suelo y empuja el oxígeno hacia arriba. Como resultado, aumenta los niveles de dióxido de carbono que inhalamos por encima de los niveles seguros y reduce los niveles de oxígeno que nuestros cuerpos necesitan inhalar para mantenerse saludables.

En los últimos 50 años, las casas, los apartamentos y los edificios que cuentan con nuevos sistemas de calefacción, ventilación y aire acondicionado (HVAC, por sus siglas en inglés) se han diseñado con criterios de eficiencia energética y de costos para calentar y enfriar el aire interior recirculándolo y con una ventilación mínima desde el exterior. A menudo, el único acceso al aire exterior proviene del escape del pequeño extractor del baño, solo cuando está encendido.

Para una ventilación adecuada en nuestros hogares, necesitamos tener ventanas o puertas corredizas que lleguen hasta el suelo, con un ventilador de extracción en una de ellas. Cada otra ventana también debería poder abrir un panel de admisión desde la parte inferior, a ras del suelo. También podemos usar tecnología inalámbrica moderna para diseñar ventanas y puertas que puedan abrirse automáticamente y regularmente lo suficiente para una ventilación adecuada. Una ventilación adecuada es similar a usar bien la escoba para barrer el piso. Necesitamos barrer ese aire tóxico, el dióxido de carbono, idealmente a diario, en los lugares donde nosotros y nuestras mascotas pasamos tiempo.

El mismo principio básico se aplica a las habitaciones de hotel que pueden estar limpias y bien mantenidas, pero a menudo carecen de aire fresco a menos que tengan ventanas que se puedan abrir. El aire viciado se nota al registrarnos, a menos que las ventanas se hubieran abierto durante una limpieza reciente de la habitación. Sin ventanas, el único aire que se expulsa sale por los extractores del baño y el aire nuevo entra por debajo de la puerta de la habitación desde el aire interior recirculado. Este proceso iguala la presión atmosférica, pero no iguala eficazmente los niveles de oxígeno.

Los niveles de concentración de oxígeno en nuestros hogares y lugares de trabajo que caen por debajo del 20,9% que se encuentra en el aire exterior son muy perjudiciales para nuestra salud. Cada punto porcentual de concentración de oxígeno inhalado por debajo del 20,9% se traduce en un 4,785% menos de oxígeno en el torrente sanguíneo de lo que nuestros cuerpos necesitan para estar saludables.

El dióxido de carbono concentrado es el gas más letal de la Tierra. Las personas expuestas a niveles tóxicos de dióxido de carbono no presentan síntomas de alarma. Simplemente se desploman y mueren. Por ejemplo, en las bodegas, la fermentación se realiza en salas que tienen aberturas de ventana por debajo de los techos y por encima de los suelos. Esa es la manera más segura de ventilar la sala, garantizando que los trabajadores no mueran por concentraciones tóxicas de dióxido de carbono generadas por el proceso de fermentación.

Los niveles de concentración de oxígeno de algunas de las casas, apartamentos, edificios de oficinas, escuelas, hoteles y centros comerciales que medí mostraron niveles de oxígeno de apenas 17,9%, un 3% menos que 20,9%, lo que significa que las personas que pasaban tiempo allí estaban recibiendo un 14,35% (3-4,785) menos de oxígeno en el torrente sanguíneo en comparación con niveles saludables.

Una menor concentración de oxígeno reduce la presión atmosférica, lo que se traduce en ahorros de energía exigidos por las ordenanzas municipales de construcción, pero también aumenta la concentración de aire tóxico inhalado por las personas. Cuando abrimos una puerta al exterior de un edificio con un sistema moderno de HVAC, el aire que entra de golpe se percibe como si tuviera una mayor concentración de oxígeno. Esto iguala la presión atmosférica, pero no la concentración de oxígeno.

A menos que todo el aire dentro de un edificio sea reemplazado continuamente por aire exterior mediante ventilación, los niveles de concentración de oxígeno dentro del edificio no serán los mismos que afuera y estarán por debajo del 20,9%. Si queremos pasar nuestros días y noches en un entorno saludable, especialmente en nuestros dormitorios, aulas y lugares de trabajo, necesitamos evaluar los estándares con los que se han diseñado para ventilar los edificios modernos en los que pasamos nuestro tiempo.

- ¿A un estándar natural, como vivir sin paredes o en una tienda de campaña? No.
- ¿A un estándar de sistema de ventilación total que intercambie por completo el aire interior por el aire exterior? No.
- ¿A un estándar de ventilación que elimine los elementos más pesados del aire, como las toxinas que afectan negativamente la calidad de nuestra salud, como el dióxido de carbono? En absoluto.
- ¿Es lo suficientemente potente el extractor del baño para arrastrar el aire más pesado a nivel del suelo y enviarlo al exterior? En absoluto.

Analicemos cómo esta dinámica del oxígeno y el dióxido de carbono puede afectar a los bebés y a los niños pequeños.

Así que si compramos una cuna que tiene un tamaño mínimo típico de 28" por 52" (aprox. 71 × 132 cm) con cabeceras sólidas y laterales forrados con cojines, la cuna se convierte, en la práctica, en un recipiente cerrado con poca o ninguna circulación allí donde yace el bebé. Este es un espacio de sueño poco saludable para un bebé.

Si esta cuna se coloca en una habitación con un sistema HVAC o con mala ventilación como la descrita anteriormente, el dióxido de carbono de la habitación se asentará en la cuna. Además, el dióxido de carbono generado por la respiración del bebé mientras duerme o juega también permanecerá en la cuna.

Incluso cuando se saca al bebé de la cuna, sin una ventilación adecuada, el dióxido de carbono en la cuna permanecerá y estará presente cuando el bebé vuelva a la cuna. Continuará acumulándose y aumentando su concentración cada día si no hay una ventilación suficiente en la cuna y en la habitación.

Además, a medida que el bebé crece, también lo hace su capacidad pulmonar, lo que incrementa la cantidad de dióxido de carbono que exhala con cada respiración. Un exceso de dióxido de carbono en el torrente sanguíneo puede generar coágulos que podrían obstruir los vasos capilares, impidiendo que las células madre que se están desarrollando en ciertos centros del cerebro se reproduzcan y transmitan. Estas células acaban muriendo y no pueden reproducirse en esta situación, creando cicatrices en el cerebro.

Estos coágulos y cicatrices son los que causan el autismo. Cuanto más tiempo permanece un bebé en una cuna con mala ventilación, mayor es la probabilidad de que sufra coágulos y cicatrices que resulten en daño cerebral, causando autismo.

Cada niño con autismo presenta síntomas conductuales diferentes, lo que se explica por el hecho de que el daño cerebral al que han estado sujetos ocurre en distintas partes del cerebro y en diferentes etapas de su desarrollo, afectando las funciones de habilidades sociales, habla, audición, coordinación y control de los movimientos, etc.

Los cambios y la evolución de la concentración de dióxido de carbono a lo largo de un período de tiempo en las cunas de los bebés pueden demostrarse matemáticamente. Con las dimensiones de la cuna, la frecuencia respiratoria del bebé y su capacidad pulmonar, podemos determinar la concentración de dióxido de carbono generada por la respiración del bebé que permanece en la cuna, lo cual puede confirmarse con dispositivos que miden los niveles de concentración de dióxido de carbono y oxígeno.

La presión generada por la respiración de un bebé no es lo suficientemente fuerte como para empujar el dióxido de carbono lejos de su nariz y boca. En su siguiente inhalación, inspira parte del dióxido de carbono que acaba de exhalar, aumentando la concentración de dióxido de carbono en su torrente sanguíneo, lo que crea coágulos en los vasos capilares y hace que las células madre de sus centros cerebrales mueran, creando cicatrices en esas partes del cerebro que, por lo tanto, no podrán transmitir ni desarrollarse.

Los coágulos sanguíneos y las cicatrices que ocurren en distintos momentos del desarrollo cerebral son la razón por la que los niños con autismo presentan síntomas diferentes. El hecho de que la gran mayoría de los niños de la misma edad con autismo sean varones y no niñas se explica porque los pulmones de los niños tienen mayor capacidad que los de las niñas de la misma edad y peso. Como se explicó arriba, podemos calcular la acumulación de concentraciones de dióxido de carbono durante el tiempo pasado en una cuna. Debido a que su capacidad pulmonar es menor, las niñas tienen una menor probabilidad de coagulación, cicatrices y daño cerebral.

El síndrome de muerte súbita del lactante también puede explicarse por la toxicidad del dióxido de carbono. Este análisis puede probarse fácilmente con ratas y ratones de laboratorio. Si se los coloca en un cubo sin agujeros en la base, y un segundo cubo tiene agujeros perforados en la base, se elevan los cubos 12 pulgadas (30 cm) del suelo y se ponen el mismo número de animales de la misma edad con abundante comida y agua, el que esté en el cubo con agujeros estará bien durante mucho tiempo. Pero en el cubo sin agujeros, tras algún tiempo, intentarán desesperadamente trepar para salir y pronto enfermarán y morirán.

La solución al problema del autismo es garantizar que las cunas de los bebés no tengan laterales sólidos cargados de almohadas y mantas y que los niveles de concentración de dióxido de carbono en las habitaciones en las que pasan su tiempo no superen el 0,04 %. Una ventilación adecuada en las habitaciones en las que pasan su tiempo los bebés, incluidas las habitaciones de hospital y las camas especiales en las que pueden colocarse debido a ictericia y otras afecciones, garantizará que los niveles de oxígeno no caigan por debajo de 20,9 % y que los niveles de dióxido de carbono no superen el 0,04 %.

Las narices y las bocas de los bebés deben estar libres de obstáculos. Las cunas ideales son parques (corralitos) con fondos que pueden bajarse a medida que el bebé crece y empieza a ponerse de pie, hasta que pueda pasar a una cama. Junto con una cuna adecuada, la ventilación apropiada de su habitación sigue siendo vital, especialmente en habitaciones de casas con sistemas HVAC (calefacción, ventilación y aire acondicionado) y sin ventanas ni puertas corredizas que ventilen el aire a nivel del suelo.

Todos los médicos y profesionales de la salud involucrados en el parto deberían recibir formación sobre este conocimiento. Deberían transmitir esta información a los futuros padres como parte del proceso prenatal. Si esto se hace, bastará con un par de años para que las tasas de autismo vuelvan a donde estaban hace más de 50 años, a uno por cada pocos cientos de miles de nacimientos.

Podemos comparar cómo cuidaban los padres a sus bebés hace 50 años con cómo los cuidan hoy. Si comparamos las cunas de hace 50 años con las cunas que se venden hoy en las tiendas, veremos que las cunas han cambiado.

A través de mi investigación, he descubierto que, además del autismo, las tasas de obesidad también empezaron a aumentar cuando los códigos de construcción gubernamentales sustituyeron los enfriadores evaporativos por sistemas HVAC en los estados del sur de Estados

Unidos. Los Centros para el Control y la Prevención de Enfermedades (CDC) cuentan con datos relacionados con la obesidad en las reservas indígenas antes y después de la instalación de sistemas HVAC en esas reservas que respaldan este impacto.

También se puede inferir que muchos otros desafíos neurológicos de niños, adultos y personas mayores son causados o agravados por el exceso de dióxido de carbono y la falta de oxígeno en dormitorios, escuelas, espacios de trabajo, hospitales, residencias para personas mayores y otros edificios.

PREFACIO

Con el tiempo, el autismo se ha convertido en un problema significativo para la humanidad, que va más allá de cualquier país o comunidad específica. En este libro, exploraremos el aumento dramático de las tasas de autismo en las últimas décadas y examinaremos la conexión entre los estándares de vida modernos y este incremento.

Además, analizaremos cómo los entornos interiores con mala ventilación, en particular aquellos con altos niveles de CO2, pueden ser un factor clave y se suele pasar por alto que afecta el desarrollo temprano del cerebro. Desde las perspectivas de la ciencia y la arquitectura, este libro cuestionará las visiones convencionales que se centran únicamente en la genética o las vacunas. También reevaluaremos cómo diseñamos y habitamos nuestros espacios de vida para proteger mejor la salud neurológica de los niños, mejorando en última instancia su calidad de vida.

PARTE I

CAPÍTULO 1

EL AUMENTO SIN PRECEDENTES DEL AUTISMO EN LA SOCIEDAD MODERNA

El mundo está lleno de niños, cada uno con su propia manera de experimentar la vida. Algunos niños, sin embargo, destacan no por lo que hacen sino por cómo ven e interactúan con el mundo que los rodea. Algunos rara vez sonríen o luchan por encontrar las palabras para expresarse. Algunos rehúyen el caos de las interacciones sociales y encuentran consuelo en la soledad. Si bien estos comportamientos pueden deberse a innumerables causas, hay una posibilidad que permanece en las sombras: el autismo.

El autismo no se esconde en los rincones de la sociedad: existe a nuestro alrededor, tocando la vida de niños en nuestras familias, escuelas y comunidades. Podría ser tu hermano, tu hijo, un amigo o incluso un colega silencioso en el trabajo. Si tienes este libro en tus manos, es probable que ya te hayas cruzado con alguien en el espectro autista o quizá estés transitando ese camino ahora mismo. Aquí es donde comienza la comprensión.

Antes de profundizar y explorar cifras, así como las razones del aumento de los casos de autismo en el mundo, es importante entender qué es realmente el autismo.

El autismo, también conocido como Trastorno del Espectro Autista (TEA), es un trastorno del neurodesarrollo que afecta la manera en que un ser humano interactúa con el mundo que lo rodea.

El cerebro de una persona con autismo no puede procesar vistas, olores y sonidos del mismo modo que lo hace el cerebro de una persona promedio. Además, las personas con autismo también tienen dificultades para expresar sus emociones. Asimismo, pueden tener problemas con el habla, conductas repetitivas como pellizcarse la piel y movimientos del cuello, así como problemas de manejo de la ira.

Por lo general, el autismo se diagnostica a una edad temprana y los síntomas pueden variar de una persona a otra. A veces, puede que no respondan a su propio nombre, incluso cuando se les llama con el tono de voz de su madre. Además, les cuesta mantener contacto visual y participar en actividades sociales y en su mayoría prefieren estar solos.

También pueden estar demasiado enfrascados en un objeto específico y alterarse si hay un cambio en su rutina diaria. A estos niños también puede faltarles la sonrisa que uno esperaría en un niño típico. Además, son sensibles a las luces intensas, el ruido y los colores llamativos.

Con el tiempo, se han realizado investigaciones considerables sobre el tema del autismo y se han descubierto varios tratamientos. Algunos de los tratamientos más comunes para el autismo incluyen el

Análisis de Conducta Aplicado (ACA), fisioterapia y terapia ocupacional, sistemas de comunicación por intercambio de imágenes (PECS) y terapia de integración sensorial. Luego están los medicamentos, que no necesariamente están orientados a curar el autismo, pero ayudan con problemas como la impulsividad, las convulsiones, el insomnio y los episodios depresivos.

Tasas de autismo en el mundo

En Estados Unidos, uno de cada 36 niños presenta algún tipo de autismo. Las cifras muestran que más de 67 millones de personas en todo el mundo se ven afectadas por el autismo. Si miramos las cifras de Estados Unidos, los niños tienen cuatro veces más probabilidades de presentar autismo que las niñas. Según una cifra de 2020 de los Centros para el Control y la Prevención de Enfermedades (CDC), uno de cada 59 niños ha sido diagnosticado con autismo. Si bien es una realidad triste, lo cierto es que el número de casos de autismo en Estados Unidos es ligeramente superior al promedio mundial.[1]

En el Reino Unido, la cifra baja a uno de cada 100, lo cual es similar a las cifras de Australia. Según la Sociedad Nacional de Autismo, aproximadamente 700.000 personas en el Reino Unido se encuentran en el espectro autista y más de la mitad de esas personas son niños.[2]

---

1. Estadísticas y datos sobre el autismo: ¿Cuántas personas tienen autismo? (s. f.). https://www.thetreetop.com/statistics/autism-prevalence
2. Sociedad Nacional de Autismo & Sociedad Nacional de Autismo. (s. f.). ¿Qué es el autismo? https://www.autism.org.uk/advice-and-guidance/

En Canadá, las estimaciones sugieren que 1 de cada 66 personas está en el espectro del autismo y la prevalencia es similar a la de Estados Unidos. Según el Indian Journal of Psychiatry (Revista India de Psiquiatría), la cifra en India es de 1 de cada 250 personas, que es también la observada en Brasil. En China, la cifra desciende a 1 de cada 186 personas, lo cual es inferior a las cifras de Estados Unidos, el Reino Unido, Brasil, India y Australia. En Sudáfrica, 1 de cada 160 personas está en el espectro del autismo.

Tasas de autismo desde la década de 1960

En las décadas de 1960 y 1970, entre 2 y 4 niños de un total de 10.000 eran diagnosticados con autismo. Hoy, la cifra es 100 veces mayor. En Estados Unidos, las cifras han aumentado un 1.000 %, de 1 de cada 500 en la década de 1970 a 1 de cada 36 hoy.

En el Reino Unido, las cifras han subido un 500 %, de 1 de cada 1.000 en 1990 a 1 de cada 100. En Canadá, los casos de autismo han aumentado un 500 %, de 1 de cada 2.000 a 1 de cada 66. En Australia, las cifras han aumentado un 400 %, de 1 de cada 2.500 a 1 de cada 100.

Desde 2002, las cifras de autismo en la India se han disparado un 400 %. En 2002, 1 de cada 2.000 personas recibía un diagnóstico de autismo.

Hoy es 1 de cada 250 en la India. En China, ha habido un aumento del 600 % en los casos de autismo. En 2000, la

---

what-is-autism#:~:text=Autism%20is%20a%20lifelong%20developmentaland%20children%20in%20the%20UK cifra era de 1 de cada 1.667 y hoy se sitúa en un asombroso 1 de cada 186.

En Brasil, las cifras han aumentado un 500 % desde el año 2000. De 1 de cada 2.000, la cifra ha pasado a 1 de cada 250. Sorprendentemente, Sudáfrica ha informado de un aumento considerable de los casos de autismo. Desde el año 2000, las cifras de autismo han aumentado un 700 %. De 1 de cada 1.429 en 2000, la cifra ahora es de 1 de cada 160.

Razones del aumento de los casos de autismo

Cuando se trata de evaluar las causas profundas del autismo, no existe un enfoque único válido para todos. Distintas personas pueden tener distintos factores que desencadenen su condición. Sin embargo, desglosemos las diferentes razones que pueden desembocar en trastorno del espectro autista (TEA) y que pueden variar de una persona a otra.

Mejor diagnóstico y mayor concienciación

Con el tiempo, la definición de autismo se ha ampliado. Ahora, los trastornos generalizados del desarrollo y trastornos como el síndrome de Asperger también se incluyen bajo el paraguas del TEA. Además, los profesionales de la salud tienen mejor acceso a recursos y herramientas de detección de última generación que les permiten diagnosticar el problema más tempranamente.

Lo mejor es que la concienciación pública también ha

aumentado durante las últimas décadas, y las personas son cada vez más conscientes de su salud y de la de sus hijos, especialmente la salud mental, psicológica y emocional. Aún más prometedor es que el diagnóstico de autismo se ha vuelto más fácil y rápido en los grupos minoritarios desfavorecidos, por lo que hoy vemos más casos que hace dos décadas.

Influencia hereditaria y genética

Según la investigación, si un niño de la familia tiene autismo, es probable que los que lleguen después también lo experimenten. De igual forma, las mutaciones génicas espontáneas en las primeras etapas del desarrollo fetal también pueden dar lugar a TEA en los niños. La edad de los progenitores también desempeña un papel clave. Según la investigación, los niños nacidos de padres de mayor edad, y especialmente de padres mayores de 40 años, tienen más probabilidades de desarrollar autismo.[3]

Factores prenatales y ambientales

Una de las causas del autismo en la infancia es la exposición prenatal, que incluye la exposición a la contaminación del aire y a sustancias químicas tóxicas

---

3. Centro de Autismo Jewel. (28 de enero de 2025). ¿Por qué están aumentando las tasas de autismo? Causas y datos explicados. Centro de Autismo Jewel y Centro de Desarrollo Infantil. https://www.jewelautismcentre.com/the-rising-autism-rates-what-factors-are-contributing-to-this-increase/

durante el embarazo. Luego está la salud materna. Diversas afecciones, como la hipertensión arterial, la diabetes y la obesidad durante el embarazo, pueden dar lugar a autismo. Los medicamentos que toma la madre durante el embarazo también pueden conducir a TEA. Según la investigación, algunos fármacos, como el ácido valproico, empleado para controlar la epilepsia, pueden dar lugar a autismo en la descendencia. De igual forma, los bebés que nacen de forma prematura o con bajo peso al nacer tienen más probabilidades de presentar TEA.[4]

Cambios sociales y de estilo de vida

Los padres modernos están más interesados en investigar por su cuenta y buscar ayuda profesional si es necesario. Por ello, son conscientes de los hitos del desarrollo, así como del apoyo que pueden necesitar con sus hijos. Como resultado, el autismo se diagnostica a edades más tempranas, lo que se traduce en cifras más altas. Otra razón son los cambios en el estilo de vida temprano. Más tiempo de pantalla, menos tiempo en espacios verdes, falta de interacciones sociales y hábitos

4. Centro de Salud Mental para Mujeres del MGH. (6 de agosto de 2015). Exposición al ácido valproico y aumento del riesgo de trastornos del espectro autista - Centro de Salud Mental para Mujeres del MGH. Centro de Salud Mental para Mujeres del MGH - Psiquiatría Perinatal y Reproductiva en el Hospital General de Massachusetts. https://womensmentalhealth.org/posts/exposure-to-valproic-acid- and-increased-risk-of-autism-spectrum-disorders/

alimentarios deficientes son algunas de las posibles razones que pueden conducir al autismo en los niños.

El entorno moderno y el aumento del trastorno del espectro autista (TEA)

La prevalencia del TEA ha aumentado considerablemente, especialmente en las últimas décadas, pasando de 1 de cada 150 niños en 2000 a 1 de cada 54 niños en 2020 en Estados Unidos. Este incremento tan rápido sugiere que los factores ambientales desempeñan un papel clave. Aunque el genoma humano se ha mantenido relativamente estable todos estos años, la vida moderna trae consigo numerosos desencadenantes potenciales, que incluyen los xenobióticos, la desregulación del sistema inmunitario, así como el estrés constante de un entorno en rápida transformación.

Uno de los factores clave es la desregulación del sistema inmunitario. Las dietas modernas, la disbiosis intestinal y la exposición a xenobióticos pueden provocar un desequilibrio inmunitario que afecta al desarrollo cerebral. Según la investigación, la activación inmune materna durante el embarazo puede incrementar el riesgo de autismo. Además, entre el 70 % y el 75 % de los niños con TEA presentan una respuesta inmunitaria que afecta a los receptores de folato en las células cerebrales, lo que dificulta funciones cruciales como la reparación del ADN y la producción de neurotransmisores. La prueba FRAT ayuda a identificar estos anticuerpos, mientras que tratamientos como la leucovorina han mostrado resultados prometedores.[5]

Otro factor que no puede subestimarse es la proliferación de xenobióticos, que son sustancias químicas extrañas a los sistemas biológicos del cuerpo humano. Asimismo, los pesticidas, los productos químicos industriales y otros contaminantes pueden desempeñar un papel clave en la alteración del desarrollo neurológico.

Los estudios han correlacionado la exposición prenatal a ciertos pesticidas con un mayor riesgo de autismo. Reducir la exposición a pesticidas, filtrar adecuadamente el agua potable y consumir alimentos orgánicos son algunas de las técnicas recomendadas para mitigar estos efectos. Además, las enfermedades infecciosas y el cambiante panorama de la exposición microbiana también pueden influir, y las infecciones maternas durante el embarazo se han vinculado a tasas más altas de autismo.[6]

Los cambios desenfrenados y los altos niveles de estímulos ambientales en la vida moderna también pueden influir en la expresión génica mediante mecanismos epigenéticos. El estrés de la vida moderna puede provocar neuroinflamación, que se asocia a trastornos del neurodesarrollo como el autismo.

---

5. Shelton, J. F., et al. (2014). Neurodevelopmental Disorders and Prenatal Residential Proximity to Agricultural Pesticides: The CHARGE Study. Perspectivas de Salud Ambiental, 122(10), 1103-1109.

6. Román, P., Ruiz-González, C., Rueda-Ruzafa, L., Cardona, D., Requena, M., & Alarcón, R. (2024). Exposure to environmental pesticides and the risk of autism spectrum Disorders: a Population-Based Case-Control study. Medicina, 60(3), 479. https://doi.org/10.3390/medicina60030479

Modificar el entorno para minimizar las exposiciones nocivas, mejorar la dieta y reducir el estrés puede impactar positivamente en las personas con TEA. Si bien el autismo probablemente existía en el pasado, el aumento actual de casos parece estar impulsado por la interacción entre la predisposición genética y estos factores ambientales modernos, que no siempre son los más saludables.

Espacios habitacionales sellados y falta de ventilación

Quedaron atrás los días en que la gente vivía en zonas abiertas, con abundante vegetación y aire fresco del que beneficiarse. A medida que creció la urbanización, los espacios habitacionales sellados se convirtieron en la norma. Aunque eran más seguros que sus equivalentes abiertos, no ofrecían la cantidad adecuada de ventilación, fundamental para crear un espacio de vida seguro.

Es probable que dedique una buena cantidad de tiempo y energía a fregar ese hermoso suelo de mármol o la preciosa alfombra de su sala de estar. ¿Significa eso que no está expuesto a contaminantes y sustancias nocivas presentes en interiores? Piénselo de nuevo.

A simple vista, el espacio interior puede parecer seguro, pero alberga una miríada de contaminantes como compuestos orgánicos volátiles (COV), pesticidas, radón, humo de cigarrillo, asbesto, CO2, dióxido de nitrógeno, caspa de mascotas, polvo, plomo, humedad, moho, mildiu, polen, formaldehído, material particulado y virus que nos enferman.

Por mucho que intente evitarlo, mientras lee este mismo

capítulo, está expuesto a todos esos contaminantes. Ahora, piense por un minuto en estar embarazada o criar a un niño pequeño en un entorno tan sellado y asfixiante. Las posibilidades de que sus hijos desarrollen autismo siguen existiendo hasta que les permita salir y dejar que la brisa fresca llene sus pulmones, filtrando los elementos insalubres que contaminan su organismo.

A menudo la gente se pregunta por qué países como Kenia, con recursos limitados, tienen menos casos de autismo. Si bien no se pueden negar el estigma social y la falta de recursos y concienciación, esos países cuentan con suficientes espacios abiertos donde las personas y sus hijos pueden respirar libremente sin quedar expuestos a los contaminantes más peligrosos.

Palabras finales

Con el tiempo, el enfoque de la vida, que antes era totalmente práctico, ha sido reemplazado por un enfoque más digital. Como resultado, las personas no utilizan sus cuerpos para el propósito para el que fueron concebidos.

En consecuencia, se están volviendo más perezosas, más letárgicas y mentalmente más débiles en comparación con las generaciones anteriores. Para que un ser humano y su descendencia experimenten un desarrollo neurológico saludable, necesitan vivir la experiencia humana completa, de 360 grados, que proviene de mover el cuerpo, sudar, hacer que la sangre circule por las venas y quemar energía para crear nueva energía, incluso si eso requiere ensuciarse las manos en el proceso.

Durante esa experiencia, lo más probable es que disfruten de los dones de la Madre Naturaleza, como la luz del sol, el viento, el agua y el olor de la tierra. Si podemos priorizar todo esto, las probabilidades de autismo y problemas neurológicos similares podrían evitarse.

CAPÍTULO 2

REDEFINIENDO NUESTRA COMPRENSIÓN DEL DESARROLLO DEL AUTISMO

Si actualmente conoces a alguien con autismo o lo has hecho en algún momento de tu vida, es fundamental comprender la relación entre el TEA (trastorno del espectro autista) y el desarrollo cerebral. Por lo general, los cambios más tempranos en el cerebro ocurren durante los dos primeros años de vida, lo que suele suceder antes de que el niño reciba un diagnóstico de autismo.

Según las investigaciones, los niños a los que se diagnostica más tarde muestran señales de un crecimiento más rápido asociado al autismo en áreas específicas del cerebro. Por ejemplo, los niños con TEA tienden a mostrar una expansión más rápida de la superficie cortical. Este ritmo de expansión se adelanta entre seis y 12 meses respecto de sus pares no autistas. El crecimiento temprano asociado al autismo es más marcado y, a menudo, tiende a correlacionarse con los signos que pueden aparecer más adelante.[1]

En los niños autistas, los cambios en el área de superficie y el volumen cerebrales son significativos. A medida que los rasgos de autismo se hacen más evidentes en los hermanos mayores, los hermanos menores también pueden experimentar alteraciones en el volumen y el área de superficie del cerebro.

Al hablar de los impactos del autismo en el desarrollo y el crecimiento del cerebro, no pueden pasarse por alto los factores genéticos. Ciertas influencias hereditarias tienen un impacto clave en cómo crece el cerebro y cómo se conectan sus redes. Algunas personas que carecen del cuerpo calloso o de parte de él tienen más probabilidades de presentar signos de autismo. El cuerpo calloso es la parte que conecta los dos hemisferios del cerebro. Esta observación muestra que la alteración de las conexiones neuronales puede dar lugar a síntomas autistas.

Variaciones estructurales

Para comprender cómo el autismo afecta al desarrollo del cerebro, es importante entender las variaciones estructurales. Algunas áreas clave incluyen el crecimiento cortical, el cerebelo y el hipocampo.

---

1. Autismo y desarrollo cerebral: interconexión. (s. f.). https://www.mastermindbehavior.com/post/autism-and-the-brain-development#

Crecimiento cortical

Según los estudios, el área de superficie de la corteza aumenta entre los seis y los 12 meses de edad. Durante el segundo año de vida, los niños autistas tienden a mostrar aumentos más rápidos del volumen cerebral, lo cual difiere de los niños no autistas.[2]

Este crecimiento cortical puede afectar las habilidades sociales y cognitivas de un niño, lo que pone de relieve la complejidad del desarrollo cerebral en niños autistas.

Anomalías del cerebelo

El cerebelo se encuentra en la base del cráneo humano. Esta parte también es útil para comprender el desarrollo cerebral de las personas autistas. Los niños autistas tienden a presentar tejido adicional en distintas partes del cerebelo. Si bien el cerebelo suele asociarse con la coordinación motora, su función se ha ampliado también a las interacciones sociales y a funciones cognitivas. Estas anomalías en el cerebelo no solo se traducen en problemas físicos, sino también emocionales.[3]

---

2. Askham, A. V. (2024, 1 de octubre). Cambios en la estructura cerebral en el autismo, explicados. The Transmitter: Noticias y perspectivas en neurociencia. https://www.thetransmitter.org/spectrum/brain-structure-changes-in-autism-explained/
3. Askham, A. V. (2024b, 1 de octubre). Cambios en la estructura cerebral en el autismo, explicados. The Transmitter: Noticias y perspectivas en neurociencia. https://www.thetransmitter.org/spectrum/brain-structure-changes-in-autism-explained/

Agrandamiento del hipocampo

Los niños con autismo muestran un hipocampo agrandado. Esta parte del cerebro es responsable de la memoria y su almacenamiento. El agrandamiento del hipocampo es común entre los niños autistas, pero no está claro si este agrandamiento se mantiene en la edad adulta. Otra observación frecuente se relaciona con la amígdala, encargada del procesamiento de las emociones. Esta estructura puede ser más grande o más pequeña en niños con autismo. Esta inconsistencia en el tamaño de la amígdala exige más investigación.

Aspectos neuroanatómicos

En esta sección, examinaremos tres aspectos clave: la conectividad neuronal, las diferencias en el tamaño de la amígdala y las alteraciones en la neocorteza.

Tamaño de la amígdala

Según la investigación, los niños pequeños con TEA tienden a experimentar aumentos en el tamaño de las amígdalas derecha e izquierda, lo que difiere de los niños neurotípicos. Tal agrandamiento se correlaciona con dificultades de comunicación e interacción social. También es importante entender que los cambios de volumen de la amígdala dependen de la edad. Aunque el crecimiento puede ser más rápido durante la infancia, puede ralentizarse a medida que el niño crece. Según la investigación, el tamaño de la amígdala puede asociarse a problemas emocionales en niños y niñas con autismo, especialmente en las niñas.[4]

Alteraciones en la neocorteza

Esta parte del cerebro es responsable de funciones de orden superior. Las alteraciones en la neocorteza se observan comúnmente en niños con autismo. Según algunos estudios, en muestras de tejido cerebral de niños autistas se identifican 194 genes que difieren de los presentes en cerebros neurotípicos. Además, tales alteraciones suelen incluir la sobreexpresión de más de 140 genes que producen más ARNm, así como la subexpresión de 51 genes que producen menos ARNm. Los que no se expresan son los relacionados con la conectividad cerebral. Esto puede afectar la eficiencia de la comunicación neuronal.

Conectividad neuronal

La conectividad neuronal se refiere a cómo se comunican las neuronas al formar redes dentro del cerebro. Según las investigaciones, el autismo puede alterar los patrones de conectividad cerebral. Esta alteración puede cambiar la manera en que una persona procesa y responde a la información. La subexpresión de genes en la neocorteza

---

4. Autismo y desarrollo cerebral: interconexión. (s. f.). https://www.mastermindbehavior.com/post/autism-and-the-brain-development#

pone de relieve problemas en la comunicación neuronal, así como en la conectividad global del cerebro.

Factores que influyen en el desarrollo del cerebro

Para comprender los impactos del autismo en el cerebro humano, es vital entender los factores genéticos y ambientales. Esto no solo ayuda a comprender cómo estos factores moldean el desarrollo del autismo, sino también cómo se manifiesta.

Factores genéticos

Según las investigaciones, los factores genéticos aportan entre el 40 % y el 80 % del riesgo de desarrollar autismo. En investigaciones similares, se han vinculado al TEA cambios en más de 1.000 genes. Entre el 2 % y el 4 % de las personas con autismo, se considera que las mutaciones genéticas son la causa subyacente. Estas mutaciones suelen afectar genes individuales responsables del desarrollo cerebral y, por lo tanto, influyen en la función sináptica, el desarrollo de las dendritas, la organización, el crecimiento y la producción de neuronas.

De manera similar, la edad del padre y el estado de salud de la madre durante el embarazo también pueden desempeñar un papel clave en que el niño desarrolle síntomas autistas. Si el padre tiene más de 34 años o si la madre ha presentado síndrome metabólico, infecciones durante el embarazo o problemas de salud mental como depresión, ansiedad o estrés intenso, estas condiciones pueden contribuir al autismo en los niños.

Factores ambientales

Los factores ambientales actúan en estrecha relación con los genéticos, afectando así el desarrollo del cerebro. De igual modo que la salud de la madre, los medicamentos prenatales también se han relacionado con el autismo. Se han asociado los analgésicos y los fármacos antiepilépticos con tasas más altas de autismo. Asimismo, otros factores ambientales como la calidad del aire, los contaminantes y la ventilación desempeñan un papel significativo en el desarrollo del TEA a edades tempranas.

Estos factores tienden a alterar el neurodesarrollo normal. Esto pone de relieve la relación entre el entorno y la genética en la configuración de las características del autismo, así como su impacto en el cerebro. Solo comprendiendo los factores genéticos y ambientales podremos entender mejor cómo el autismo afecta al desarrollo cerebral.

Calidad del aire, contaminación y desarrollo cerebral

Cuando hablamos de las causas del autismo, la mayoría de las investigaciones se centran en las causas genéticas, lo cual está bien. No obstante, los factores ambientales son igual de importantes, especialmente los relacionados con la calidad del aire y la contaminación.

En 2020, algunos investigadores de la Universidad de California encontraron una correlación directa entre la contaminación del aire y el aumento del riesgo para el desarrollo cerebral, lo que puede derivar en trastornos del neurodesarrollo. Su estudio se basó en modelos de roedores y en estudios previos que habían mostrado dicha asociación.[5]

Claro, la contaminación del aire ha sido una causa conocida de problemas cardiovasculares. Sin embargo, durante los últimos cinco a diez años, los científicos han mostrado un gran interés por su impacto en el cerebro humano. Anteriormente, los investigadores habían trabajado en los efectos de la proximidad a carreteras muy transitadas sobre el desarrollo cerebral. No obstante, los datos sobre la contaminación del aire relacionada con el tráfico y su impacto en el cerebro eran prácticamente inexistentes.

Consciente de este vacío de información, la toxicóloga de UC Davis, Pamela Lein, intervino. Lein trabajó estrechamente con el científico atmosférico Anthony Wexler y con Kelly Petten, doctoranda en toxicología y farmacología. Lein quería proponer un enfoque novedoso para estudiar en tiempo real los impactos de la contaminación relacionada con el tráfico.

Los tres científicos terminaron instalando un vivario cerca de un túnel con mucho tráfico en California. Para imitar lo más fielmente posible la experiencia humana,

---

5. La calidad del aire afecta el desarrollo temprano del cerebro. (2020, 5 de diciembre). Escuela de Medicina Veterinaria. https://www.vetmed.ucdavis.edu/news/air-quality-impacts-early-brain-development

utilizaron un roedor como sujeto de prueba. Según Lein, es importante que la gente entienda si es arriesgado vivir lo suficientemente cerca de una carretera muy transitada y, de ser así, resultaría más fácil para médicos y científicos advertir a mujeres embarazadas o a padres cuyos hijos ya han sido diagnosticados con un problema del neurodesarrollo, para que busquen ayuda y tomen las medidas adecuadas para prevenir daños adicionales.

En este estudio, los científicos compararon los cerebros de dos grupos diferentes de crías de rata. Un grupo estuvo expuesto a aire limpio, mientras que el otro fue expuesto a aire contaminado. Cuando se publicaron los resultados, los científicos observaron que los cerebros de las crías expuestas al aire contaminado presentaban una neuroinflamación grave.

Esto muestra que la exposición a la contaminación, especialmente durante los años formativos, puede afectar el desarrollo cerebral. Según Petten, los cambios observados durante este estudio son sutiles. Sin embargo, estos efectos se observaron con niveles de contaminación del aire que se encuentran dentro de los límites de la normativa.

Para que los niños presenten problemas del neurodesarrollo en sus primeros años, puede ser necesario que se dé el efecto acumulativo de factores genéticos y ambientales. Petten también afirmó que, en el entorno, podemos encontrar cierto material particulado que aún no está regulado, pero que sigue existiendo, perjudicando el cerebro de nuestros niños, que todavía están en sus años formativos.

Palabras finales

El enfoque actual de la comunidad médica respecto a la investigación sobre el trastorno del espectro autista (TEA) está significativamente moldeado por fondos farmacéuticos y por el dinero que proviene de grupos académicos consolidados, que a menudo priorizan los tratamientos farmacológicos y los factores biológicos. Las compañías farmacéuticas financian gran parte de la investigación, centrando la atención en medicamentos, como los ISRS (inhibidores selectivos de la recaptación de serotonina), para manejar síntomas como la ansiedad, lo que puede limitar la atención a enfoques no farmacológicos como las terapias conductuales.

En lo que respecta a los marcos académicos, suelen tratar el autismo como un trastorno neurológico que debe corregirse, alineándose así con los intereses farmacéuticos y pasando por alto con frecuencia las influencias sociales, culturales y, sobre todo, ambientales.

Los críticos de este tema suelen argumentar que este enfoque estrecho resulta en una visión bastante reduccionista del autismo, ignorando su complejidad, así como las diversas experiencias de las personas en el espectro. Además, la financiación farmacéutica puede generar una forma de sesgo que potencialmente distorsione los resultados de la investigación. Se necesita un enfoque más inclusivo para abordar estas limitaciones, incorporando factores ambientales, sociales y psicológicos.

El movimiento por la neurodiversidad enfatiza la aceptación del autismo como una variación natural y aboga por una definición más amplia del éxito, centrada en mejorar la calidad de vida de las personas autistas y en la inclusión, más que en la mera reducción de síntomas.

Si bien la investigación farmacéutica y biológica es importante, es esencial un enfoque más integral y equilibrado que considere diversos factores y las experiencias vividas de las personas con autismo, para avanzar en la investigación sobre el autismo y mejorar los resultados para quienes se ven afectados.

CAPÍTULO 3

LA AMENAZA SILENCIOSA: COMPRENDER EL CO2 EN AMBIENTES INTERIORES

¿Recuerdas la clase de ciencias en la escuela primaria? En esas lecciones, uno de los gases que se comentaban con frecuencia era el dióxido de carbono. Pero ¿qué es el dióxido de carbono? En pocas palabras, el dióxido de carbono es el óxido natural del carbono, que se encuentra en cantidades en trazas. Por mucho que nos preocupen los efectos nocivos del CO2 en la salud humana, no podemos escapar de él, ya que está presente en todas partes en cantidades variables.

Este gas se forma cuando el átomo central, el carbono, se enlaza covalentemente con dos átomos de oxígeno mediante enlaces dobles. El CO2 puede producirse sintéticamente por diversos procesos industriales. Ya sea la industria de alimentos y bebidas, los chalecos salvavidas o los extintores, todos contribuyen a la creación de CO2. Este gas de efecto invernadero también es un componente clave del proceso de fotosíntesis. A pesar de sus efectos adversos para la salud, el dióxido de carbono es importante para varias aplicaciones en el día a día.

Antes de avanzar y hablar del CO2 en nuestros espacios interiores, es importante comprender las propiedades físicas de este gas. El CO2 tiende a existir de forma natural en estado gaseoso, con una masa molar de 44 $g \cdot mol^{-1}$ y un punto de fusión de -55,6 °C. Por debajo de esta temperatura, el dióxido de carbono puede encontrarse en estado sólido.

Esta forma sólida del CO2 se conoce como hielo seco. Es importante entender que no debe entrar en contacto con la piel sin protección, ya que puede provocar lesiones cutáneas. Al ser una molécula covalente y lineal, el CO2 es ligeramente soluble en agua. Sin embargo, con el aumento de la temperatura, su solubilidad en agua tiende a disminuir.

En estado gaseoso, el CO2 carece de color y de olor. Sin embargo, tiene un sabor ligeramente ácido. El CO2 es un gas denso, con una densidad de 1,977 g mL-1. Como resultado, es más pesado que el aire y puede desplazar el oxígeno. Además, posee una naturaleza ácida y, cuando se mezcla con agua, puede formar un ácido conocido como ácido carbónico. El ácido es débil y puede tornar rojo el papel tornasol azul.

La buena noticia es que el dióxido de carbono no es inflamable, razón por la cual se utiliza en extintores. Recuerda: el proceso de combustión requiere oxígeno. Lo que hace el CO2 es cortar el suministro de oxígeno desde la fuente de combustible. La reacción de combustión es la siguiente.

$$O_2 + CH_4 \rightarrow CO_2 + H_2O$$

Cuando se encuentra en concentraciones más elevadas, el CO_2 tiende a presentar un olor acre y puede resultar tóxico para la salud humana. En el caso de que una persona esté expuesta a CO_2 puro y sin el menor aporte de oxígeno, puede desmayarse y morir. Sin embargo, si la concentración se mantiene baja, el CO_2 no es tan tóxico y permanece inodoro.

Actividades cotidianas que conducen a la acumulación de CO2

Desde hace un tiempo, las conversaciones sobre el cambio climático se han convertido en un tema habitual en los círculos académicos y sanitarios. Como resultado, una buena parte de la población ahora se interesa por hablar de la acumulación de CO_2 dentro de su hogar. Antes de entrar en detalles, es importante entender que la acumulación de CO_2 puede provocar pérdida de concentración, mareos, fatiga, dolores de cabeza y falta de aire.

Como hemos comentado más arriba, el CO_2 está a nuestro alrededor y, si su concentración supera las 1.000 ppm, puede afectar la salud y el bienestar de una persona.[1]

No obstante, conocer las fuentes de acumulación de CO_2 en tu hogar puede ayudarte a mantenerlo en niveles

1. Prill, R. (s.f.). ¿Por qué medir el dióxido de carbono dentro de los edificios? En Programa de Energía de la Extensión de la Universidad Estatal de Washington. https://www.energy.wsu.edu/documents/co2inbuildings.pdf

más seguros. Del mismo modo, los arquitectos también pueden tomar las medidas necesarias para abordar el cambio climático mientras minimizan los impactos futuros del CO2.[2]

Daniel Jaconetti se desempeña como líder nacional de diseño sostenible en HED. Según Jaconetti, las mejores casas son aquellas que son resilientes, cómodas, eficientes en energía y que no contienen sustancias químicas tóxicas.

Dicho esto, veamos algunas de las fuentes más comunes de acumulación de CO2 en los espacios interiores modernos.

Sistemas HVAC

El propósito de un sistema HVAC (calefacción, ventilación y aire acondicionado) es controlar el ambiente. Sin embargo, en ausencia de una ventilación adecuada, puede producirse acumulación de CO2. Un sensor de CO2 puede ser de gran ayuda. Es importante que el sistema HVAC cuente con un sensor de CO2. También podemos mantener la eficacia de nuestro sistema HVAC utilizando filtros y cambiándolos a tiempo. Los filtros ayudan a reducir la cantidad de polvo y residuos en los conductos de aire.

---

2. Rote, L. (14 de febrero de 2025). Cómo los arquitectos pueden diseñar frente al cambio climático. Gb&D Magazine.https://gbdmagazine.com/design-for-climate-change/

Chimenea

El proceso de combustión puede producir varios gases y el CO2 es uno de ellos. En ausencia de una ventilación adecuada, las chimeneas pueden efectivamente causar la acumulación de gases tóxicos. Los monitores de CO2 y los detectores de humo pueden ayudar a resolver este problema. Las inspecciones profesionales periódicas también pueden ayudar a mitigar el riesgo.

Cuartos de lavado

Según una investigación publicada en el Journal of Integrative Environmental Sciences, los cuartos de lavado tienden a emitir al menos 179 millones de toneladas métricas de dióxido de carbono al año.[3] La mayor parte de esto proviene de la humedad. Deben utilizarse ciclos de centrifugado a altas revoluciones antes de meter la ropa en la secadora para minimizar la humedad. Cuanta menos humedad haya, más rápido se secará la ropa. Como resultado, habrá menos emisiones de CO2. También puedes reducir las emisiones de CO2 disminuyendo la carga semanal, lavando solo la ropa que esté sucia.

Áreas interiores concurridas

Según estudios, el dióxido de carbono constituye

---

3. Golden, J. S., Subramanian, V., Irizarri, G. M. A. U., White, P., y Meier, F. (2010). Impacto energético y de carbono de la lavandería residencial en los Estados Unidos. Journal of Integrative Environmental Sciences, 7(1), 53–73. https://doi.org/10.1080/19438150903541873

aproximadamente el 4 % del aire exhalado. Como resultado, los niveles de CO2 dentro del espacio habitable tienden a aumentar. Si alguna vez te has sentido apretado o sofocado en una fiesta en casa, puedes atribuir parte de ello al CO2 presente. Puedes empezar abriendo las ventanas para mejorar la circulación del aire y limitando el número de personas dentro de tu espacio interior.[4]

Suelo bajo la vivienda

Curiosamente, el CO2 puede permanecer atrapado en el suelo durante varios cientos de años. Como resultado, las viviendas construidas sobre granjas y vertederos tienen más probabilidades de presentar una mayor exposición al dióxido de carbono debido a su contacto con los organismos que viven en el suelo. Sin embargo, practicando la jardinería sin labranza y dejando el suelo sin perturbar, el carbono puede mantenerse en su lugar sin liberarse al aire que respiramos.

Tabaquismo

Fumar está vinculado a varios problemas de salud, como enfermedades cardiovasculares y cáncer. Además, fumar también puede provocar la acumulación de CO2. Es importante entender que el CO2 producido por los

---

4. Vranak, E. (2021, 7 de julio). Cómo mejorar la ventilación en un mundo post-Covid. Gb&D Magazine.https://gbdmagazine.com/how-to-improve-ventilation/

cigarrillos es 200 veces mayor que el presente en la atmósfera. Fumar en interiores puede aumentar de forma muy significativa la exposición al CO2.[5]

Cocinas

Hay una razón por la que las cocinas de gas vienen con campanas extractoras. Estas campañas no están ahí solo para lucir. Existen para mantener a raya el humo, el calor, la grasa y la humedad. Hay que asegurarse de usar la campana extractora al cocinar para evitar la acumulación de CO2. También puede abrir una de las ventanas o encender el extractor cuando cocine en una cocina de gas.

Sistemas eléctricos obsoletos

Los años setenta fueron la primera vez en la historia en que la conservación de la energía se convirtió en un foco en los hogares. En ese momento, usar menos energía era el principal consejo para que la gente conservara los recursos. Si vive en una vivienda construida hace muchos años, lo mejor que puede hacer es sustituir los antiguos sistemas de calefacción y refrigeración por sistemas eléctricos para minimizar el CO2 en sus espacios habitables.

---

5. Schwartz, L., Guais, A., Chaumet-Riffaud, P., Grévillot, G., Sasco, A. J., Molina, T. J., y Abolhassani, M. (2010). El dióxido de carbono es en gran medida responsable de los efectos inflamatorios agudos del humo del tabaco. Inhalation Toxicology, 22(7), 543–551. https://doi.org/10.3109/08958370903555909

Las viviendas modernas y el mito de la buena calidad del aire interior

Una de las ideas erróneas más comunes es que las viviendas de nueva construcción no pueden tener una mala calidad del aire interior. De hecho, la realidad es bastante opuesta a lo que la mayoría cree. Hay una variedad de razones por las que el aire dentro de casas recién construidas puede ser mucho peor que el aire de casas más antiguas.

Para empezar, los materiales de construcción, los muebles nuevos, las alfombras y las telas siguen desprendiendo gases (es decir, liberando emanaciones químicas), y este proceso continúa durante varias semanas e incluso meses. Además, el polvo de todo el proceso de construcción aún no se ha eliminado. Como resultado, el material particulado superfino puede permanecer en suspensión dentro de su casa. Del mismo modo, el desempaquetado y la apertura de cajas pueden liberar contaminantes al aire.

Hoy las casas se construyen más herméticas que antes, pensando en la eficiencia energética. Sin embargo, estos diseños modernos conllevan una contrapartida. En las viviendas modernas, la contrapartida es la falta de aire fresco que entra en el espacio habitable, a cambio de la reducción en la factura de energía que paga a fin de mes. Como resultado, termina con niveles más altos de CO2 en su hogar.

Además, existe una relación sinérgica entre los niveles de CO2 y los compuestos orgánicos volátiles (COV). El aumento de los niveles de CO2 indica una ventilación deficiente, no solo para las personas, sino también para la correcta desgasificación de las emanaciones químicas de las que hablamos antes. Por eso, unos niveles de CO2 por encima de 1.000 ppm pueden dar lugar al síndrome del edificio enfermo (SBS).

Además, los quimiorreceptores del cuerpo humano se encuentran en las arterias carótidas, la aorta y el cerebro. Tienden a responder a aumentos del CO2, lo que provoca un incremento de la frecuencia respiratoria. Cuando aumenta la frecuencia respiratoria, el polvo tiende a entrar en los pulmones y también en el torrente sanguíneo.

Una exposición excesiva al CO2 puede provocar toxicidad por CO2. Algunos de los síntomas más comunes incluyen falta de aire, temblores musculares, sudoración de la piel, aumento de la frecuencia cardíaca, visión atenuada, disminución de la audición, mareos, somnolencia, confusión, dolor de cabeza, hipertensión y narcosis leve.

El aumento de las concentraciones de CO2 tiene impactos significativos tanto en ambientes interiores como exteriores. Para abordarlo, los edificios se han vuelto más eficientes energéticamente, a menudo mejorando su hermeticidad. Sin embargo, esto puede conducir a una mala calidad del aire si no se mantiene una ventilación adecuada. En particular, las estancias herméticas pueden acumular niveles más altos de CO2, lo que podría afectar negativamente la salud y el confort de los ocupantes.

Impacto de la acumulación de CO2 en los cerebros en desarrollo

Las altas concentraciones de CO2 pueden deteriorar seriamente las capacidades cognitivas al reducir el oxígeno disponible para el cerebro humano, especialmente en los primeros años de vida. Esto ocurre debido al efecto Bohr, presentado por Christian Bohr en 1904.[6]

En un estudio de 2016 de la Universidad de Harvard, el rendimiento cognitivo disminuye de manera significativa a medida que aumentan los niveles de CO2 en ambientes interiores, especialmente entre 900 y 1.400 ppm. La lista de funciones cognitivas afectadas incluye la concentración, el pensamiento estratégico y el manejo de la información. El efecto es más visible en los niños y, especialmente en situaciones de examen, una ventilación deficiente puede dar lugar a niveles de CO2 superiores a 2.000 ppm, lo que perjudica gravemente el rendimiento del niño.

Las directrices recomiendan mantener una concentración media diaria de CO2 inferior a 1.000 ppm. Esto está en línea con las normas establecidas por países europeos como Finlandia, Noruega y Alemania. Para lograrlo, las aulas del Reino Unido podrían necesitar renovar el aire de las aulas alrededor de cinco[7] veces por hora. Esta alta tasa de renovación es importante para

---

6. Physiology, efecto Bohr. (2025, 1 de enero). PubMed. https://pubmed.ncbi.nlm.nih.gov/30252284/
7. The Headteacher | Mejor liderazgo, gasto más inteligente. (s.f.). The Headteacher.https://www.theheadteacher.com/new-for-schools/the-impact-of-co2-on-childrens-learning

garantizar que los niveles de CO2 no excedan el umbral recomendado, manteniendo así un ambiente de aprendizaje saludable para los niños.

La mala calidad del aire es una amenaza ambiental significativa, responsable de cobrar 4,2 millones de vidas solo en el Reino Unido. Los niños son particularmente vulnerables a los efectos a largo plazo de la contaminación debido a que sus pulmones aún están en desarrollo. Ante estos riesgos, es crucial priorizar una mejor calidad del aire en entornos como las escuelas, donde los jóvenes pasan una parte considerable de su tiempo.

Una solución eficaz para reducir la acumulación de CO2 y mejorar la calidad del aire es la Ventilación Mecánica con Recuperación de Calor (MVHR). Los sistemas MVHR pueden recuperar casi el 90% de la energía en una habitación mediante un intercambiador de calor aire a aire para templar el aire entrante, reduciendo así las necesidades de calefacción y la huella de carbono. Este sistema proporciona aire fresco y filtrado, garantizando un espacio bien ventilado y con menores niveles de contaminación.

Para mejorar la calidad del aire interior, las aulas deben contar con aire fresco y filtrado, con concentraciones de CO2 muy por debajo de 1.000 ppm. Las escuelas e instituciones deben evaluar y mejorar activamente la calidad del aire para respaldar la salud y el rendimiento de sus ocupantes, particularmente en entornos de aprendizaje

Palabras finales

El dióxido de carbono desempeña un papel clave en nuestra vida cotidiana y en el medio ambiente. Sin embargo, su acumulación —especialmente en espacios interiores— puede afectar negativamente la salud humana y la función cognitiva, en particular en los niños más pequeños. Si bien el CO2 es esencial para diversas aplicaciones, desde la fotosíntesis hasta los extintores, niveles excesivos en ambientes cerrados pueden provocar malestar y toxicidad.

Las viviendas modernas presentan desafíos particulares. La construcción hermética y la falta de ventilación contribuyen a concentraciones más altas de CO2, lo que puede afectar el rendimiento cognitivo en los niños. Dada la evidencia que vincula niveles elevados de CO2 con una menor función cognitiva y riesgos para la salud, es vital priorizar una ventilación adecuada y adoptar soluciones como la Ventilación Mecánica con Recuperación de Calor (MVHR) para garantizar un ambiente interior saludable.

A medida que construimos viviendas más eficientes energéticamente, mantener un equilibrio entre la conservación de la energía y la calidad del aire interior debe ser nuestra máxima prioridad para proteger la salud humana y el medio ambiente.

CAPÍTULO 4
LA EVOLUCIÓN DE LOS ESPACIOS HABITABLES: DE LO NATURAL A LO ARTIFICIAL

Con el tiempo, los espacios habitables realmente han evolucionado. Así es: los hogares inteligentes son ahora la norma, ¿y por qué no habrían de serlo? A diferencia de las viviendas del pasado, estos hogares tienden a ofrecer confort, seguridad, conveniencia y eficiencia energética. Estas casas están equipadas para soportar calefacción, iluminación, sistemas de televisión, cámaras, videojuegos y computadoras.

Una de las cosas que a menudo señalan los defensores de los hogares inteligentes es que estos hogares tienen la capacidad de conservar los recursos naturales de la Tierra. Con sistemas HVAC (calefacción, ventilación y aire acondicionado) integrados, capaces de mantener el aire interior limpio y seguro para respirar, los hogares inteligentes son realmente la respuesta a todos los problemas a los que la humanidad se ha enfrentado desde el principio de los tiempos, o eso parece.

Dicho esto, los hogares inteligentes no son un invento

reciente. Más bien han evolucionado hasta convertirse en las viviendas inteligentes y eficientes que vemos hoy.

Todo comenzó con la Revolución Industrial, alrededor del año 1900, que dio origen a toda una serie de máquinas en forma de electrodomésticos para facilitar la vida de las personas.

Como resultado, vimos una avalancha de máquinas que aparecieron en forma de lavavajillas, lavadoras, refrigeradores y aspiradoras. En 1930, los científicos comenzaron a pensar en la automatización. Sin embargo, la idea no se materializó plenamente hasta la década de 1960, cuando apareció el primer sistema de automatización. Luego, en 1969, vimos la primera computadora de cocina.

No solo podía idear recetas creativas, sino que su asequibilidad trajo un amplio éxito comercial para los fabricantes. En los años setenta, fuimos testigos del surgimiento de los microcontroladores, seguido por la introducción de la gerontecnología en la década de 1990. A comienzos de los años 2000, el concepto de hogares inteligentes empezó a tomar forma. Con el tiempo, las redes domésticas, la domótica, las tecnologías para el hogar y diversos dispositivos se han integrado en nuestros espacios habitables. Ahora, con un solo clic, se puede controlar todo.

Aunque los hogares inteligentes pueden parecer la solución perfecta para los problemas a los que se enfrentan los seres humanos, en realidad no lo son. A diferencia de los hogares de antaño, estos hogares inteligentes cuentan con un sistema HVAC (calefacción, ventilación y aire acondicionado), que puede parecer útil, pero que en realidad presenta varias zonas grises. Lo bueno de los hogares de antes era su ventilación natural, que eliminaba la suciedad, el moho, los hongos, la mugre, la caspa de mascotas y el humo de cigarrillo que llenan nuestros espacios habitables. Como resultado, era más fácil mantener a raya varias alergias y problemas respiratorios y cardiovasculares.

Este es un ámbito en el que los hogares inteligentes fracasan estrepitosamente. Además, la acumulación de contaminantes dentro del espacio habitable y la falta de ventilación natural impactan profundamente en el desarrollo cerebral de los niños pequeños que están en sus años formativos. Este crecimiento cerebral truncado puede derivar en problemas neurológicos con el tiempo y también puede allanar el camino hacia el autismo.

Hogares modernos: ventilación natural vs. ventilación artificial

En aquel entonces, la mayoría de los hogares tenían ventilación natural. Sin embargo, con el tiempo, esta ventilación natural fue sustituida por una ventilación más mecánica y sistemas HVAC. No obstante, con el paso del tiempo, la gente ha reconocido la eficacia de la ventilación natural y está volviendo a ella, gracias a su eficiencia energética y respeto por el medio ambiente. En comparación con los sistemas HVAC modernos, la ventilación natural puede ofrecer entre un 10 % y un 30 % más de ahorro energético.

¿Cómo funciona?

En pocas palabras, la ventilación natural es un enfoque que ayuda a enfriar y ventilar edificios que reciben un flujo natural de aire. Con la ventilación natural, rara vez se necesitan extractores y aires acondicionados. En el proceso de cumplir su función, la ventilación natural utiliza las diferencias de presión y de temperatura entre el interior y el exterior de los edificios para facilitar la circulación del aire, eliminar el aire viciado y caliente y permitir la entrada de aire nuevo y más fresco.

Hay varias variables de las que depende la eficiencia de un sistema de ventilación natural. Estas variables incluyen la ubicación y el tamaño de las aberturas, los patrones de viento predominantes, así como la velocidad del aire y el contraste de temperatura que existe dentro y fuera del edificio.

Para maximizar la efectividad de los sistemas de ventilación natural, es muy importante tener en cuenta el diseño arquitectónico, así como la colocación estratégica de las aberturas.

Los beneficios de la ventilación natural

Existen varios beneficios de la ventilación natural.

- Para empezar, es una forma rentable de climatización. Crea un ambiente interior confortable, especialmente en los días calurosos. En los días con temperaturas más altas, la falta de ventilación puede provocar asfixia y sudoración excesiva y también puede afectar las tasas de ocupación.

- Una de las desventajas de la mala ventilación es la mala salud y la falta de productividad entre los ocupantes de un edificio. Al crear un edificio efectivamente ventilado, podemos crear un espacio de trabajo saludable y propicio para trabajar.
- Al incorporar ventilación natural en tu edificio, puedes cumplir con las normas de seguridad prescritas, haciendo que los espacios interiores sean más seguros y fáciles de usar.
- No hay que olvidar el ahorro. Lo mejor de un sistema de ventilación natural es cómo utiliza el flujo de aire exterior para mantener el clima interior, manteniéndolo fresco y minimizando tu dependencia de los sistemas de enfriamiento mecánico. Como resultado, puedes ahorrar mucho dinero en costos de energía.

¿La ventilación natural reduce los costos de energía?

La respuesta es sí. Reduce los costos de energía. Así es como lo hace:

- Con la ventilación natural, no necesitas electricidad las 24 horas del día. Como resultado, tus costos de energía disminuyen considerablemente.
- En segundo lugar, tus gastos de mantenimiento se mantienen contenidos. Los sistemas de

ventilación natural son simples. Carecen de muchos componentes complejos. Como resultado, hay muy poco que mantener, lo que te ayuda a ahorrar dinero de forma considerable.

- Por último, en varias situaciones, la ventilación natural te ayuda a minimizar tu dependencia del aire acondicionado. En muchos casos, el aire natural elimina la necesidad de aire acondicionado, que consume mucha energía. Esto no solo recorta los costos de energía, sino que también hace que tus esfuerzos sean más eficientes y respetuosos con el medio ambiente.

Normas de construcción que afectan la calidad del aire

Puede que no lo percibamos, pero es un hecho que los edificios tienden a contribuir con alrededor del 39 % de las emisiones globales de carbono relacionadas con la energía. De estas emisiones de carbono, el 28 % proviene de las operaciones de los edificios. Principalmente, sucede debido a la calefacción, la refrigeración y la iluminación, con el uso de energía significativamente afectado por la calidad de la envolvente del edificio, especialmente en edificios antiguos. El 11 % restante se atribuye a las emisiones del proceso de construcción, que también incluye residuos, agua, polvo, así como emisiones de gases de efecto invernadero.[1]

1. Calidad del aire en el entorno construido - Consejo Mundial de la Construcción Verde. (2022, 17 de agosto). World Green Building Council.

Del mismo modo, cada año se producen 1,5 billones de ladrillos y, aunque pueda parecer inofensivo, en realidad es más perjudicial para el medio ambiente. Así es: los hornos contaminantes contribuyen con el 20 % de las emisiones mundiales de carbono negro, que no es una cifra pequeña ni mucho menos. Estos hornos se concentran principalmente en Asia central y meridional, y el transporte amplifica aún más estas emisiones.

De igual modo, el material particulado fino (PM2,5/PM10) se libera por la combustión de combustibles en los edificios, así como en el transporte, especialmente en las ciudades. Esto subraya la necesidad de una planificación urbana sostenible para minimizar la contaminación del aire. La construcción de edificios también puede liberar polvos tóxicos, como sílice y polvo de maderas duras, que son carcinógenos y pueden causar cáncer.

Los hidrofluorocarbonos, también conocidos como HFC, se utilizan para fines de aire acondicionado y refrigeración. Estos químicos son hasta 1.000 veces más peligrosos que el CO_2 y contribuyen significativamente al calentamiento global. Su uso está creciendo entre un 8 % y un 15 % anual debido al crecimiento de la población y a la urbanización, y se espera que aumente aún más a medida que el clima se caliente. Dado que se prevé que 2,3 mil millones de personas en todo el mundo compren pronto aparatos de aire acondicionado o refrigeradores,

---

https://worldgbc.org/healthy-equity-resilience/air-quality-in-the-built-environment/

seguramente aumentará la demanda de electrodomésticos ineficientes y de altas emisiones.

En el mundo en desarrollo, el uso de energía residencial, incluidos los fogones tradicionales, las fogatas domésticas y las lámparas de queroseno, representa hasta el 58 % de todas las emisiones globales de carbono negro. Estos contaminantes climáticos de vida corta pueden calentar la atmósfera decenas a miles de veces más que el propio CO2, aunque permanezcan menos tiempo en la atmósfera. La pobreza energética afecta a algo más de mil millones de personas en todo el mundo, lo que enfatiza la necesidad de un desarrollo sostenible para abordar tanto el acceso a la energía como las emisiones.

Palabras Finales

No podemos negar la eficacia de los sistemas HVAC (calefacción, ventilación y aire acondicionado). Sin embargo, cuando se utiliza junto con la ventilación tradicional, un sistema HVAC puede rendir plenamente. En lo que respecta a la acumulación de CO2 dentro del espacio habitable, es importante entender que es un gas de efecto invernadero espeso y denso, más pesado que el aire.

Por ello, tiende a hundirse. En la mayoría de los sistemas HVAC, los sistemas de ventilación se colocan en los techos, lo que hace casi imposible eliminar el CO2 a nivel del suelo.

Cuando esto ocurre, el CO2 queda atrapado en el interior, exponiendo a los ocupantes a sus efectos nocivos. Es aquí donde debemos recurrir a las ventanas y a los ventiladores de ventilación. La clave es encontrar un equilibrio.

CAPÍTULO 5
PERIODOS CRÍTICOS EN EL DESARROLLO CEREBRAL TEMPRANO

Es importante que entendamos que un ser humano nace con mil millones de neuronas. Sin embargo, no todas están conectadas. Aquí es donde entran en juego el individuo y quienes lo rodean, incluidos los padres y otros cuidadores. Las experiencias y las interacciones con los demás son responsables de forjar esas conexiones importantes.

Según las investigaciones, desde el nacimiento hasta los tres años se forman estas vías. Como resultado, el niño puede absorber información valiosa mientras se acostumbra a nuevos entornos.[1]

Entonces, ¿dónde comienza todo? Pues bien, aunque los bebés puedan parecer seres pequeños, débiles e indefensos, sus cerebros están cambiando rápidamente y pueden trabajar a marchas forzadas. Estos cambios son los que impulsan a un niño a reír, formar palabras, intentar

1. ZERO TO THREE. (2025, 27 de febrero). ¿Por qué de 0 a 3? | ZERO TO THREE. https://www.zerotothree.org/why-0-3/

hablar, caminar y correr. Puede parecer exagerado, pero el cerebro de un bebé es capaz de crear millones de conexiones completamente nuevas durante los primeros años formativos de su vida. Esto significa que el cerebro humano es más flexible durante los tres primeros años de vida.

Antes de continuar, veamos algunos datos asombrosos sobre el cerebro. Puede parecer extraño, pero el cerebro de un bebé tiene todas las células cerebrales que necesitará a lo largo de su vida. Además, el tamaño del cerebro tiende a duplicarse durante el primer año de vida. Es más, a los tres años, el cerebro humano ya ha alcanzado el 80 % del tamaño de un cerebro completamente desarrollado.

Asimismo, a los dos o tres años, el cerebro humano tiene el doble de sinapsis de las que tendrá en la edad adulta. Después de que el niño supera la marca de los tres años, estas conexiones se ralentizan. Esto ocurre debido a un proceso denominado poda sináptica. Sin embargo, el enlentecimiento de las conexiones hace que el cerebro sea más eficiente y, cuando el niño alcanza los cinco años, casi el 90 % de su cerebro ha terminado de crecer.

Naturaleza vs. crianza

Debes recordar que el desarrollo cerebral temprano de un bebé está fuertemente influido por la genética. Así es. Sus genes tienden a formar neuronas y a encargarse de la conectividad básica del cerebro. Sin embargo, es importante entender que los genes por sí solos no bastan. El cerebro tiende a ajustarse y adaptarse en función del entorno que lo rodea.

Todo lo que decimos a nuestros hijos y las cosas que absorben de su entorno tienden a traducirse en actividad neuronal. Por ejemplo, cada vez que cantas una canción, lees o realizas una tarea doméstica, tu bebé lo captará, activando aún más las sinapsis. Además, la repetición y el refuerzo dan lugar a sinapsis más fuertes. En cambio, las sinapsis que no se activan tienden a debilitarse con el tiempo y lo más probable es que con el tiempo sean podadas.

Por lo tanto, es importante que el cerebro de un bebé tenga un entorno seguro y de apoyo, libre de abuso, negligencia y odio. Asimismo, el entorno no debe tener demasiados factores estresantes, ya que afectarían negativamente el cerebro del bebé. Estas son algunas de las cosas que el cerebro de tu bebé necesita desde el nacimiento hasta los tres años.

Nutrición

Una nutrición de calidad desempeña un papel clave en el desarrollo cerebral del bebé. Los lactantes y niños pequeños que no reciben la cantidad adecuada de calorías y proteínas pueden ser propensos a problemas y retrasos en el crecimiento físico y cognitivo. Dado que la desnutrición conduce a cerebros más pequeños y a niños que sufren déficits conductuales y cognitivos a largo plazo, la falta de nutrición pasa factura.

Algunos consejos clave de nutrición incluyen la

lactancia materna adecuada, ya que la leche materna cubre las necesidades del bebé y favorece el neurodesarrollo. Además, a partir de los seis meses, los bebés necesitan hierro para prevenir déficits cognitivos, ya que es necesario para el transporte de oxígeno, así como para el desarrollo cerebral. Del mismo modo, la leche entera, que aporta grasas y proteínas necesarias, es importante para los niños después de su primer año.

También se debe alimentar a los niños con alimentos sólidos que aporten proteínas, cereales integrales, frutas y verduras, asegurando así una dieta equilibrada que apoye el crecimiento del cerebro.[2]

Tiempo de juego

El juego es vital tanto para los lactantes como para los niños mayores. Les ayuda a explorar el entorno que los rodea, poner a prueba habilidades, tomar decisiones y desarrollar conciencia situacional. Todo ello, en conjunto, fortalece los circuitos del cerebro. Además, existen interacciones de servir y responder (serve-and-return). Estas actividades pueden incluir interacciones como arrullarlo o devolverle una sonrisa a un bebé, que son beneficiosas para moldear el desarrollo cerebral, a la vez que proporcionan protección frente al estrés. Estos intercambios lúdicos, que a menudo evolucionan hacia

---

2. Webster, R. (2025, 10 de febrero). ¿Cómo afecta la nutrición al desarrollo del cerebro? | ZERO TO THREE. ZERO TO THREE. https://www.zerotothree.org/resource/how-does-nutrition-affect-the-developing-brain/

juegos como el cucú-tras, ayudan a desarrollar la arquitectura del cerebro, lo que a su vez favorece el crecimiento cognitivo.[3]

Lectura

Leer a los bebés es sumamente importante, incluso cuando aún son demasiado pequeños para entender las palabras. Leer a tu hijo a una edad temprana es clave para el desarrollo temprano del lenguaje. Escuchar historias añade un conjunto significativo de palabras a su cerebro, lo que sienta las bases de las habilidades lingüísticas, a la vez que fortalece el vínculo entre padres e hijos. Puede que no nos demos cuenta de que leer en voz alta durante la lactancia y la primera infancia puede traducirse en un desarrollo eficaz del vocabulario cuando el niño alcanza la edad escolar. La lectura expone a los niños a emociones, sonidos y, sobre todo, palabras, lo que les ayuda a aprender a reconocer imágenes, a la vez que imitan sonidos, potenciando su desarrollo del lenguaje y social.[4]

---

3. Staff, P. (2024, 26 de septiembre). ¿Por qué nos enfocamos en el período prenatal hasta los 3 años?: comprendiendo la importancia de los primeros años. Centro de Impacto de Políticas Prenatal-a-3. https://pn3policy.org/resources/why-do-we-focus-on-the-prenatal-to-3-age-period-understanding-the-importance-of-the-earliest-years/
4. Clinic, C. (2025, 21 de marzo). Los beneficios de leerles a los bebés. Cleveland Clinic. https://health.clevelandclinic.org/the-benefits-of-reading-to-babies/

Sueño

No podemos pasar por alto la importancia del sueño. El sueño es sumamente importante para el crecimiento cerebral en los lactantes. En su primer año, cuando pasan mucho tiempo durmiendo siestas, durante el sueño se forman conexiones neuronales y memorias sensoriales. Durante los primeros meses de vida de un niño, las técnicas de calma ayudan a los bebés a dormir y, a medida que crecen, es muy importante que los padres establezcan una rutina constante a la hora de acostarse. Según estudios, los horarios de acostarse irregulares, especialmente a los tres años, pueden afectar negativamente el desarrollo cognitivo, lo que puede conducir a un rendimiento inferior en lectura, matemáticas y percepción espacial a los siete años. Un sueño constante y de calidad sienta las bases para el desarrollo cerebral adecuado.[5]

Crecimiento celular, migración y formación de conexiones

Cuando hablamos del desarrollo cerebral temprano, no podemos dejar de lado el proceso de crecimiento celular, migración y formación de conexiones en el cerebro. El proceso conocido como neurodesarrollo comienza con la formación de nuevas neuronas. Estas nuevas neuronas

---

5. Kelly, Y., Kelly, J., & Sacker, A. (2013). Hora de dormir: asociaciones con el rendimiento cognitivo en niños de 7 años: un estudio longitudinal basado en la población. *Journal of Epidemiology & Community Health, 67*(11), 926–931. https://doi.org/10.1136/jech-2012-202024

deben migrar luego a sus ubicaciones finales dentro del cerebro.

Este proceso comienza entre tres y cuatro semanas después de la concepción. Cuando el ectodermo tiende a engrosarse, forma una placa neural que desarrolla crestas, fusionándose en un tubo neural. Este tubo se engrosa en el extremo para formar partes del cerebro conocidas como cerebro posterior, medio y anterior.

Las neuronas tienden a moverse desde la superficie interna del tubo hacia la superficie externa. Las neuronas son guiadas por la glía radial, que actúa como andamiaje. Este proceso de migración ocurre de manera "de adentro hacia afuera", con las neuronas más antiguas formando capas cerebrales más profundas y las más jóvenes formando capas en el exterior. Además, algunas neuronas migran de manera tangencial. Pero ¿qué significa esto? Significa que se desplazan en paralelo a la superficie del cerebro. Es importante entender que la migración puede verse interrumpida por algunos factores externos, como el consumo de alcohol o la radiación, lo que puede ocasionar discapacidades intelectuales o incluso epilepsia en las personas.

Una vez que la neurona alcanza su destino final, empieza a formar conexiones mediante axones y dendritas, permitiendo así funciones como la visión y la audición. Estos axones transmiten determinadas señales, mientras que las dendritas las reciben. Los axones más largos pueden extenderse a grandes distancias, como desde la médula espinal hasta los dedos de los pies.

Estos axones crecen mediante un cono de crecimiento

que explora el entorno, guiado por señales moleculares como netrina, semaforina y efrina. Tales señales ayudan al cono de crecimiento a orientarse, dirigiéndolo a su destino adecuado, ya sea por atracción o repulsión.

Patrones de flujo sanguíneo y autismo

Con el tiempo, hemos sido testigos de un aumento considerable en los diagnósticos de autismo. Actualmente, la investigación se centra en comprender la neurobiología de la afección. El trastorno del espectro autista, o TEA, afecta el desarrollo social, emocional y conductual de un niño y las cifras se han triplicado en la última década y media. Aunque los factores genéticos y ambientales contribuyen al aumento de casos de autismo, la causa exacta del TEA sigue sin estar clara. Sin embargo, algunos investigadores del Hospital Infantil de Los Ángeles han logrado un avance considerable al vincular la actividad cerebral alterada con los déficits sociales en el autismo.

En un estudio del Dr. Bradley Peterson, se comparó a 44 personas con TEA con 66 individuos con desarrollo típico. Estos participantes se emparejaron por edad, sexo y nivel de CI. Los investigadores emplearon técnicas avanzadas de neuroimagen, incluido el etiquetado del espín arterial, para medir el flujo sanguíneo cerebral y los niveles de NAA como marcadores de neuronas sanas. Estos métodos ofrecieron una visión más completa de la actividad y la estructura cerebrales y revelaron hallazgos inesperados.[6]

En este trabajo, el equipo descubrió un aumento del flujo sanguíneo, o hiperperfusión, en extensas áreas de sustancia blanca en personas con TEA. Esto resultó sorprendente, ya que la sustancia blanca se asocia típicamente con la comunicación de largo alcance entre las células cerebrales y se han vinculado déficits en la sustancia blanca con el autismo. Según Peterson, esta hiperperfusión podría ser un mecanismo compensatorio, en el que las células cerebrales trabajan más para superar las deficiencias de la sustancia blanca, lo que explicaría por qué algunas personas con TEA funcionan a niveles más altos.

El estudio también exploró áreas con alto flujo sanguíneo que presentaban niveles más bajos de NAA, lo cual sugiere menos neuronas sanas. Esto refuerza la idea de la compensación, con el cerebro intentando mantener la función a pesar de la señalización deteriorada de la sustancia blanca. La investigación de Peterson es la primera en vincular la hiperperfusión de la sustancia blanca, los marcadores de salud neuronal y los síntomas del TEA. Ofrece nuevas perspectivas sobre los fundamentos neurológicos del TEA. Este estudio podría desplazar el foco de la investigación sobre el autismo hacia los axones y

---

6. Children's Hospital Los Angeles. (s.f.). Children's Hospital Los Angeles. https://www.chla.org/blog/experts/research-and-breakthroughs/what-can-blood-flow-tell-us-about-autism

sus células de soporte, que son importantes para comprender los mecanismos de compensación del cerebro.

Ventanas del desarrollo

La mayoría de los niños tiende a desarrollarse rápidamente, mostrando distintas habilidades que emergen durante ventanas específicas del desarrollo que comienzan desde el nacimiento y se extienden hasta los catorce años. Estos periodos suelen reflejar las etapas de crecimiento cognitivo, emocional y físico del individuo. Por ejemplo, desde el nacimiento hasta los 18 meses, los bebés se centran en la exploración sensorial; mientras que entre los 18 meses y los 2 años, comienzan a definir su individualidad, desarrollan vocabulario y exploran su entorno.

A medida que los niños pasan de los tres a los cinco años, empiezan a aprender algunos conceptos básicos como números y letras, y entre los seis y los ocho años, desarrollan una vida social fuera de la familia. También es la época en que comienzan a formar hábitos académicos y deportivos que los acompañarán durante toda la vida.

Entre los nueve y los once años, la madurez puede ser inconsistente en los niños. En estas edades, pueden empezar a pensar de manera lógica y a explorar tareas del mundo real como limpiar el automóvil o cortar el césped. Luego llega el inicio de la pubertad, que tiene lugar entre los 11 y los 14 años. Este cambio provoca transformaciones rápidas tanto en la mente como en el cuerpo, lo que dificulta el control de las emociones y vuelve la vida cotidiana más impredecible que antes.

A pesar de estas ventanas del desarrollo, debemos recordar que los niños avanzan a ritmos distintos y eso está perfectamente bien. A menudo, madres y padres se preocupan por si su hijo va al ritmo esperado, pero no hay motivo de alarma si es de maduración tardía, salvo que existan retrasos del desarrollo evidentes, de los que hablaremos en la siguiente sección. Si se observan estos retrasos, buscar ayuda profesional, como la terapia, puede favorecer el desarrollo y el crecimiento del niño.

Es importante entender que, a lo largo de todas estas etapas, madres y padres desempeñan un papel clave para apoyar el desarrollo de sus hijos, ofreciendo orientación, cuidado e intervenciones adecuadas si consideran que son necesarias.

Retrasos del desarrollo

¿Qué es un retraso del desarrollo? En pocas palabras, ocurre cuando un niño tarda más que sus pares en alcanzar determinados hitos, como decir sus primeras palabras o dar su primer paso. Los niños suelen desarrollar habilidades como jugar, aprender, hablar y moverse a ritmos diferentes, y eso está bien. Que un niño vaya un poco rezagado no siempre es un problema. Sin embargo, si observa un retraso continuo en cómo su hijo adquiere habilidades, puede que haya dificultades y buscar ayuda profesional sea la mejor opción.

Los retrasos del desarrollo pueden afectar distintas áreas del niño, incluidas las habilidades cognitivas o de pensamiento, las habilidades sociales y emocionales, las del habla y el lenguaje y, muy especialmente, las habilidades motoras. Cuando los retrasos afectan a dos o más áreas, se habla de retraso global del desarrollo. Si bien algunos de estos retrasos pueden resolverse con el tiempo, afecciones como el autismo son de por vida y no desaparecen por sí solas.

¿Qué causa estos retrasos? Algunas de las causas más comunes incluyen factores genéticos, nacimiento prematuro, nutrición inadecuada y exposición a toxinas. Los servicios de intervención temprana son importantes para ayudar a los niños que presentan retrasos. Suele realizarse mediante terapias como la del habla o la terapia ocupacional, que pueden mejorar los resultados. La evaluación de detección del desarrollo (screening) también es una técnica útil que ayuda a identificar retrasos y brindar apoyo oportuno, lo que aumenta la probabilidad de que el niño alcance a sus pares a tiempo.

Por lo general, los niños con retrasos del desarrollo pueden progresar con la intervención temprana, lo que les ayuda a llevar vidas felices y saludables en el futuro. Aunque algunos retrasos pueden resolverse por sí solos, otros pueden empeorar sin el apoyo adecuado. Las madres y los padres pueden ayudar ofreciendo un entorno afectuoso que incluya actividades que promuevan el desarrollo de habilidades, como jugar, leer y seguir rutinas. El diagnóstico y la intervención tempranos son importantes.

Palabras finales

Recuerde: los primeros años de vida de un niño son sumamente importantes para su desarrollo cerebral. En este período se sientan las bases del crecimiento cognitivo, emocional y físico. En este tiempo, la plasticidad del cerebro permite la rápida formación de conexiones y las experiencias en un entorno afectuoso pueden moldear de manera significativa las habilidades del niño.

La interacción entre la genética y el entorno, junto con una nutrición adecuada, el sueño, el juego y las interacciones parentales, cumple un papel clave en este desarrollo. Aunque los periodos críticos de crecimiento cerebral son limitados, comprender y apoyar estas etapas puede conducir a resultados más saludables para los niños.

La intervención temprana es fundamental, especialmente para quienes enfrentan retrasos del desarrollo, asegurando que reciban los recursos necesarios para prosperar. Madres, padres, cuidadores y comunidades deben reconocer la importancia de estos primeros años para apoyar plenamente el desarrollo infantil.

CAPÍTULO 6

EL MECANISMO DEL DAÑO NEURAL INDUCIDO POR CO_2

En los capítulos anteriores hemos analizado los efectos de la exposición al CO_2 en la salud humana y, sobre todo, en el cerebro. En esta sección, exploraremos otras áreas de la exposición al CO_2, como la alta viscosidad sanguínea, la formación de coágulos y el impacto de la exposición al CO_2 en los tejidos neurales.

El aumento de los niveles de dióxido de carbono, también conocido como hipercapnia, en el cerebro en desarrollo puede producir vasodilatación cerebral. Es un proceso en el que los vasos sanguíneos se vuelven más anchos, lo que da lugar a un aumento del flujo sanguíneo. Este tipo de vasodilatación es un mecanismo esencial que garantiza un suministro adecuado de oxígeno al cerebro, especialmente en momentos de mayor demanda metabólica. Por ejemplo, incluso un pequeño aumento en la concentración de CO_2 puede provocar un incremento sustancial del flujo sanguíneo cerebral (CBF, por sus siglas en inglés) de hasta un 50 %. Este efecto desempeña un papel clave en el mantenimiento de una función cerebral óptima cuando aumenta la actividad metabólica.

Por el contrario, los niveles reducidos de CO2, conocidos como hipocapnia, inducen vasoconstricción, lo que provoca el estrechamiento de los vasos sanguíneos cerebrales y una disminución subsiguiente del CBF. Esta disminución del flujo sanguíneo puede limitar el suministro de oxígeno al cerebro y, si se prolonga, puede provocar disfunción cerebral o incluso lesión. Tales alteraciones del flujo sanguíneo pueden tener consecuencias significativas para la salud del cerebro, especialmente durante los periodos sensibles de la maduración cerebral.

Además, los niveles elevados de CO2 pueden afectar de forma indirecta la viscosidad sanguínea. La vasodilatación asociada a la hipercapnia puede modificar la velocidad del flujo sanguíneo y generar estrés, lo que puede influir en la agregación de las células sanguíneas y en la viscosidad. Aunque el impacto exacto del CO2 en la viscosidad de la sangre aún no se comprende por completo y todavía deben realizarse más estudios en esta área, está claro que esos cambios en la circulación pueden acarrear otros efectos fisiológicos. La magnitud de estos cambios también puede depender de otros factores, incluidos afecciones o enfermedades preexistentes que repercuten en el flujo sanguíneo.[1]

El cerebro en desarrollo es vulnerable a las

---

1. Kiray, M., Sisman, A., Camsari, U., Evren, M., Dayi, A., Baykara, B., Aksu, I., Ates, M., & Uysal, N. (2014). Effects of carbon dioxide exposure on early brain development in rats. Biotechnic & Histochemistry, 89(5), 371–383. https://doi.org/10.3109/10520295.2013.872298

fluctuaciones de los niveles de CO_2 en la sangre y en la circulación cerebral. A medida que el cerebro experimenta cambios rápidos en el metabolismo energético y en la función vascular durante sus etapas de desarrollo, se vuelve más propenso a los efectos de los desequilibrios de CO_2. Según las investigaciones, los niveles elevados de CO_2 pueden afectar la función cognitiva y las capacidades de aprendizaje en los cerebros en desarrollo, lo que hace imperativo vigilar estos niveles en niños pequeños y en personas que se encuentran en etapas de desarrollo neurológico.[2]

Desde un punto de vista más clínico, comprender cómo el CO_2 influye en la circulación cerebral es importante a la hora de diagnosticar y manejar afecciones que afectan la función cerebral. Estas pueden incluir el accidente cerebrovascular, la hipoxia y diversos trastornos del desarrollo. El control de los niveles de CO_2 y del CBF es un componente clave de la práctica clínica, especialmente en pacientes con afecciones neurológicas. Estos conocimientos pueden ayudar a diseñar mejores estrategias de tratamiento e intervenciones, garantizando así una salud y una función cerebral óptimas.

---

2. Kiray, M., Sisman, A., Camsari, U., Evren, M., Dayi, A., Baykara, B., Aksu, I., Ates, M., & Uysal, N. (2014). Efectos de la exposición al dióxido de carbono en el desarrollo cerebral temprano en ratas. *Biotechnic & Histochemistry, 89*(5), 371–383. https://doi.org/10.3109/10520295.2013.872298

Condiciones de CO_2 elevado y formación de coágulos

Ahora cambiemos de enfoque y analicemos el impacto de la exposición elevada al CO_2 en la formación de coágulos. Es un hecho que los niveles altos de CO_2, o hipercapnia, pueden afectar la formación de coágulos sanguíneos, influyendo así en el proceso hemostático del organismo. En algunos casos, esto puede conducir a la hipercoagulación (aumento de la coagulación) o a la hipocoagulación (disminución de la coagulación), según el contexto específico y las condiciones subyacentes.

La cascada de coagulación es una serie de reacciones enzimáticas que desembocan en la formación de coágulos sanguíneos. Estas reacciones pueden verse afectadas por factores como el pH y los niveles de calcio, ambos influenciados por los niveles de CO_2. Los niveles elevados de CO_2 también pueden causar acidosis, que altera la actividad de los factores de coagulación y la disponibilidad de calcio, modificando así la formación de coágulos en el organismo.

En algunos escenarios, niveles más altos de CO_2 también pueden contribuir a la hipercoagulación al aumentar la activación y la agregación plaquetarias o al elevar los factores de coagulación. En cambio, en ciertos casos, la hipercapnia puede causar hipocoagulación. En estas situaciones, los factores de coagulación tienden a verse alterados o se produce un aumento de la fibrinólisis. Para quienes no lo sepan, la fibrinólisis es, simplemente, la descomposición de los coágulos. Además, el aumento de CO_2 puede dar lugar a la formación de microcoágulos, que son coágulos más pequeños que pueden afectar el flujo sanguíneo dentro de los vasos de menor calibre.

Desde una perspectiva más clínica, estos efectos sobre la formación de coágulos pueden tener implicaciones serias. La hipercoagulación puede aumentar el riesgo de que una persona desarrolle trombosis. Puede ocasionar problemas como trombosis venosa profunda o embolia pulmonar. Por otro lado, la hipercoagulación puede resultar en un mayor riesgo de sangrado. Tales cambios en la coagulación sanguínea están directamente influenciados por las causas subyacentes de la hipercapnia, así como por otras condiciones que afectan el sistema de coagulación. Esto hace que el manejo de los niveles de CO2 sea crucial en pacientes con trastornos de la coagulación o problemas respiratorios.

Flujo sanguíneo comprometido y deficiente desarrollo del tejido neural

Durante el desarrollo neural, un flujo sanguíneo deficiente o la isquemia puede dificultar que el cerebro reciba suficiente oxígeno y nutrientes. Esto puede provocar daño en las células cerebrales que, en algunos casos, puede ser mortal para la persona. Como resultado, pueden presentarse déficits neurológicos. Algunos ejemplos comunes incluyen problemas del habla, del movimiento, de la memoria o incluso de la visión.

Si el flujo sanguíneo se bloquea por cualquier motivo, muy probablemente dé lugar a un accidente cerebrovascular isquémico. Este tipo de accidente cerebrovascular daña el tejido cerebral y, en algunos casos, puede ser mortal. Un aporte sanguíneo inadecuado también puede causar defectos del tubo neural (DTN) como la espina bífida, con anomalías graves en el aporte arterial que tienden a interrumpir el desarrollo neural.

El flujo sanguíneo cerebral (FSC) es importante para aportar nutrientes y eliminar desechos del cerebro. Una reducción del FSC puede ocasionar un accidente cerebrovascular isquémico, mientras que un flujo excesivo o la hiperemia puede aumentar la presión intracraneal y causar daño cerebral. Es importante comprender que ciertas áreas del cerebro son más vulnerables a la isquemia. Entre ellas se incluyen el hipocampo y el cerebelo. Recuerde que un flujo sanguíneo comprometido también puede afectar la barrera hematoencefálica (BHE), en ocasiones alterándola. Puede dar lugar a edema, desequilibrios iónicos y neuroinflamación, lo que a su vez puede causar daño al tejido cerebral.

La regulación del flujo sanguíneo también está afectada por los centros cardiovasculares del bulbo raquídeo y por los astrocitos, que ayudan a controlar la dilatación de los vasos sanguíneos. Una mala circulación puede provocar neuropatía periférica, que a menudo causa entumecimiento, hormigueo o dolor. Si los problemas de flujo sanguíneo son intensos o se prolongan, pueden ocasionar daño nervioso permanente.

¿Por qué fracasan los tratamientos convencionales ante interrupciones del desarrollo?

A menudo, las personas intentan abordar las interrupciones del desarrollo con tratamientos tradicionales y, aunque pueden funcionar para algunas, solo las llevan hasta cierto punto. Entonces, ¿por qué estos tratamientos no funcionan con los problemas del desarrollo? Veámoslo.

Las interrupciones del desarrollo, como las causadas por factores como el trauma, la negligencia o el daño en el tronco encefálico, pueden obstaculizar procesos clave como la regulación emocional, la función cognitiva y, sobre todo, las habilidades sociales. Estos niños pueden tener dificultades para formar vínculos terapéuticos, seguir instrucciones o involucrarse en el tratamiento, especialmente si carecen de la madurez emocional o cognitiva necesaria para aplicar las habilidades que puedan aprender en terapia.

Entre los desafíos específicos se incluye el trauma, que afecta la regulación emocional y el apego. También están la negligencia, que conduce a retrasos del desarrollo, y el daño en el tronco encefálico, que impide la capacidad de insight (conciencia de sí), haciendo que las terapias tradicionales sean menos eficaces.

Para abordar estos problemas, las intervenciones deben adaptarse a las necesidades evolutivas únicas de cada niño. Las personas responsables también deben considerar la edad del niño, su etapa de desarrollo y la naturaleza de la interrupción que padece. La intervención temprana es crucial para abordar los retrasos, mientras que un enfoque multidisciplinario que incluya terapeutas, educadores y otros profesionales garantiza un apoyo integral.

Construir relaciones terapéuticas sólidas e involucrar a los padres en el proceso de tratamiento es fundamental, especialmente porque los niños con interrupciones del desarrollo pueden tener dificultades para confiar en otras personas, incluso en sus terapeutas. Además, abordar el trauma subyacente mediante terapias informadas por el trauma, como ejercicios de mindfulness (atención plena), ejercicios de respiración, terapias cognitivo-conductuales y Somatic Experiencing (experiencia somática), puede mejorar los resultados.

Palabras finales

Los impactos de la exposición al CO2 en el desarrollo cerebral, la circulación cerebral y la formación de coágulos representan la relación entre los factores ambientales y la salud neurológica de una persona. Los niveles elevados de CO2 pueden afectar las funciones cerebrales al alterar el flujo sanguíneo, aumentar la viscosidad de la sangre y favorecer la formación de coágulos.

Estas alteraciones son particularmente preocupantes durante las etapas del desarrollo cerebral, ya que pueden afectar la función cognitiva y aumentar el riesgo de déficits neurológicos, como los que se observan en los accidentes cerebrovasculares y los defectos del tubo neural. Además, es importante entender que las interrupciones del desarrollo causadas por trauma, negligencia o daño del tronco encefálico pueden dificultar el éxito de los tratamientos convencionales, ya que los niños afectados pueden tener dificultades con la regulación emocional, el procesamiento cognitivo y la interacción social.

Abordar estos desafíos requiere estrategias de intervención temprana y un enfoque multidisciplinario para garantizar resultados óptimos. Comprender estos mecanismos es importante para mejorar las estrategias de tratamiento y mitigar los efectos a largo plazo de los problemas neurológicos.

CAPÍTULO 7

DISEÑO MODERNO DE LA HABITACIÓN DEL BEBÉ: UNA EVALUACIÓN CRÍTICA

Si bien los diseños modernos de habitaciones para bebés priorizan la estética, también es esencial garantizar una buena ventilación para mantener una saludable calidad del aire interior. La falta de ventilación suficiente puede provocar la acumulación de contaminantes, humedad, alérgenos y todo aquello que afecta negativamente la salud de un bebé. Un flujo de aire adecuado es importante para crear un entorno seguro y confortable para los niños, porque el aire estancado puede generar riesgos para la salud.

La importancia de una ventilación adecuada en las habitaciones infantiles no puede subestimarse. Una de las preocupaciones de salud más comunes asociadas a una ventilación deficiente es la acumulación de contaminantes nocivos. Algunos de los ejemplos más frecuentes incluyen polvo, moho, polen y compuestos orgánicos volátiles (COV), que suelen provenir de los muebles y de los productos de limpieza. Tales contaminantes pueden desencadenar alergias, problemas respiratorios y otros problemas de salud en los bebés, cuyos sistemas inmunitarios aún están creciendo y desarrollándose.

Además, el aire estancado puede resultar en niveles más altos de humedad, creando un entorno propicio para el moho. Por insignificante que parezca, el moho es más peligroso de lo que pensamos. Unas pocas esporas de moho pueden afectar gravemente el sistema respiratorio de un bebé. La ventilación adecuada es la respuesta, ya que ayuda a regular la temperatura y la humedad dentro de la habitación, garantizando así un ambiente confortable para el niño.

Otro aspecto esencial de una buena ventilación es la renovación del aire. Lo mejor de un espacio bien ventilado es que sustituye el aire viciado interior por aire fresco y limpio, lo cual es vital para mantener la calidad del aire interior. Sin este intercambio regular, el aire puede contaminarse. También puede contener humedad y alérgenos, lo que conlleva problemas de salud. Por lo tanto, asegurar un buen flujo de aire es esencial para que el bienestar general del bebé no se vea comprometido.

Lamentablemente, algunos aspectos del diseño moderno de habitaciones para bebés pueden provocar de forma no intencional una mala ventilación. Muchos diseños contemporáneos tienden a priorizar la hermeticidad y la eficiencia energética, lo que puede parecer eficaz para reducir el consumo de energía, pero puede limitar la circulación del aire si no se planifica cuidadosamente. Además, las ventanas más grandes, aunque estéticamente atractivas, a veces se colocan de tal manera que obstaculizan la ventilación natural.

Otro problema importante radica en el uso de materiales sintéticos en los muebles y elementos decorativos modernos para la habitación del bebé. Estos artículos liberan COV al aire, comprometiendo así la calidad del aire siempre que la habitación no esté adecuadamente ventilada. Además, muchas habitaciones modernas para bebés pueden carecer de extractores en los baños, lo que da lugar a la acumulación de humedad y a una calidad del aire deteriorada.

Hay algunas cosas que puede hacer para garantizar una ventilación adecuada en una habitación infantil. Una medida útil es la colocación estratégica de las ventanas. Al posicionarlas para maximizar el flujo y la ventilación naturales, puede ayudar a asegurar la circulación de aire fresco. Asimismo, instalar extractores en los baños y las cocinas puede ayudar a eliminar el exceso de humedad y los olores que deterioran la calidad del aire.

Del mismo modo, elegir materiales con bajos niveles de COV para los muebles, las pinturas y los revestimientos del suelo también puede ayudar a disminuir la liberación de sustancias químicas nocivas en el interior, manteniendo así la calidad del aire. Ventilar la habitación con regularidad abriendo las ventanas durante breves periodos cada día permite que el aire fresco circule y mantiene un entorno más saludable para los niños.

Para una purificación adicional del aire, también se puede considerar el uso de purificadores con filtros HEPA. Estos dispositivos pueden eliminar eficazmente el polvo, el polen y otros alérgenos. Por último, mantener niveles adecuados de humedad mediante humidificadores o deshumidificadores puede ayudar a prevenir el crecimiento de moho, que es una gran preocupación en los espacios interiores.

Acumulación de CO2 en cunas tradicionales

Además de las habitaciones mal ventiladas, las cunas no están libres de contaminantes, especialmente de CO2. ¡Así es! Las cunas tradicionales, si bien están diseñadas para ofrecer comodidad y seguridad a los niños, a menudo contienen materiales y diseños que podrían suponer riesgos, especialmente en lo que respecta a la acumulación de dióxido de carbono. La mayoría de las cunas utilizan protectores acolchados. Estos protectores suelen estar hechos de múltiples capas de tela, a menudo envueltas alrededor de relleno de fibra u otros materiales acolchados. El problema con los protectores acolchados es que, incluso cuando se emplea una capa de malla en su diseño, estos materiales pueden atrapar el dióxido de carbono exhalado en la respiración del bebé.

Cuando un bebé se tumba, especialmente boca abajo o de lado, el CO2 que exhala puede quedar atrapado por los materiales del protector. Como el CO2 es más pesado que el oxígeno, se acumula cerca de la cara del bebé, creando así un entorno potencialmente peligroso en el que el bebé puede inhalar una alta concentración de CO2, lo que podría causar dificultad respiratoria o asfixia.

Además de la sensación de asfixia y el malestar, la

exposición prolongada al CO2 puede dar lugar a problemas mayores. Uno de ellos es la acidosis. Como su nombre indica, en esta condición aumenta la acidez en la sangre del bebé, lo que puede afectar a varios órganos.

Del mismo modo, el CO2 también puede causar daño cerebral. También pueden producirse lesiones cerebrales en prematuros, así como leucomalacia periventricular (PVL) y hemorragia intraventricular (IVH). Además, la exposición al CO2 también puede causar retinopatía del prematuro, que es una forma de daño ocular.

Alternativas más seguras

Protector transpirable

Algunas de las cunas nuevas del mercado ahora ofrecen protectores de malla transpirables. Están diseñados para mejorar el flujo de aire y minimizar el riesgo de acumulación de CO2. Estos protectores utilizan materiales que permiten el paso libre del aire, evitando así los riesgos de asfixia.

Colchones no acolchados

Hoy en día puedes encontrar colchones diseñados con espuma de celda abierta u otros materiales similares que aumentan el flujo de aire. Estos colchones quizá no tengan una superficie mullida y acolchada, pero mantienen el aire circulando alrededor de la cara del bebé, reduciendo el riesgo de acumulación de CO2.

Colchones con orificios de ventilación

Los colchones de cuna más recientes tienen orificios o canales de ventilación, diseñados específicamente para mejorar el flujo de aire y permitir que el CO_2 se escape. Estos sistemas de ventilación evitan la creación de bolsas de gas cerca de la boca y la nariz del bebé.

Ropa de cama minimalista

Puede parecer un poco contraintuitivo, pero reducir la cantidad de ropa de cama en la cuna, como edredones pesados o almohadas, puede favorecer un mejor flujo de aire y minimizar el riesgo de acumulación de CO_2, lo cual es perjudicial para la salud de un niño.

Mejorar la calidad del aire en la habitación de tu bebé

Mejorar la calidad del aire en la habitación de tu bebé es importante para garantizar un entorno seguro y saludable. Lo primero que puedes hacer es monitorear la calidad del aire interior con un dispositivo como la Serie AirVisual de IQAir. Estos sistemas ofrecen una medición precisa de contaminantes como las diminutas partículas finas PM2,5. Como resultado, puedes entender el nivel de contaminación e identificar las mejores acciones para mejorar la calidad del aire.

Otra forma eficaz de mejorar la calidad del aire es usar purificadores. El IQAir Atem Desk es una opción portátil diseñada para espacios pequeños como habitaciones de bebés. Utiliza un sistema de filtración HyperHEPA, que elimina casi el 99,5 % de las partículas ultrafinas dañinas de tan solo 0,003 micras. Esta tecnología ayuda a garantizar que el aire que respira tu bebé esté libre de contaminantes, ofreciendo así un entorno más limpio. Además, los purificadores de aire de IQAir logran esto sin liberar subproductos nocivos como el ozono u otros químicos similares.

En cuanto a los muebles, es crucial elegir acabados no tóxicos y entender que no todos los muebles para bebés que se comercializan como seguros están realmente libres de químicos. Asegúrate de evitar los muebles de madera compuesta, ya que pueden liberar formaldehído perjudicial, así como otros compuestos orgánicos volátiles (COV) como los que comentamos arriba. Si tu presupuesto solo permite opciones más económicas, dejar los muebles al aire libre durante una semana puede ayudar a reducir las emisiones.

Controlar la humedad en la habitación de tu bebé también es importante. Una humedad alta puede dificultar la respiración y facilitar el crecimiento de moho. También puede servir de refugio para bacterias y levaduras. Para mantener niveles adecuados de humedad, considera usar un deshumidificador, como hemos comentado más arriba. Asegúrate de limpiar el deshumidificador con regularidad para que funcione de manera eficaz.

Ventilar la habitación es otra excelente manera de mejorar la calidad del aire interior. Incluso si tienes un purificador, debes abrir las ventanas al menos diez minutos al día. Esto permitirá que el aire fresco circule por la habitación. Si tu hogar tiene un sistema de ventilación, debe mantenerse y limpiarse para evitar moho y bacterias.

Las unidades de aire acondicionado más antiguas pueden contribuir a una mala calidad del aire al dispersar esporas de moho por toda la habitación, algo común en los aires acondicionados de ventana, hoy poco frecuentes. Si tienes un aire acondicionado de ventana, debes revisarlo en busca de moho y reemplazarlo si es necesario. Si usas un sistema de aire acondicionado central, cambia los filtros con regularidad y programa una limpieza a fondo del sistema.

Al remodelar o redecorar tu espacio, es esencial evitar materiales que liberen COV. Entre estos materiales se incluyen alfombras, pinturas y muebles. Los COV pueden permanecer en el aire hasta dos meses, lo que puede ser perjudicial para la salud de tu bebé. Si debes remodelar, opta por pinturas sin COV, muebles con acabados naturales y alfombras de fibras naturales para evitar la exposición a toxinas.

Las mascotas también pueden afectar la calidad del aire dentro de la habitación de tu bebé. La caspa de las mascotas, consistente en células muertas de la piel y el pelo, puede irritar los pulmones y los senos paranasales de tu bebé, lo que puede derivar en problemas respiratorios crónicos que podrían durar toda la vida. El aseo regular de las mascotas y mantenerlas fuera de la habitación del bebé pueden ayudar a reducir este riesgo. Además, lavar con frecuencia la ropa de cama de tu bebé también ayudará a eliminar los alérgenos de mascotas acumulados en la habitación.

Por último, se debe usar una aspiradora con filtro HEPA para limpiar los suelos y los muebles de la habitación del bebé. Una aspiradora certificada HEPA es capaz de capturar el 99,7 % de las partículas en suspensión y alérgenos diminutos, lo cual es importante para mantener un entorno limpio y saludable para el niño. Pasar la aspiradora con un filtro HEPA de forma regular elimina partículas nocivas de la habitación.

PARTE II

CAPÍTULO 8

REPENSAR LA VENTILACIÓN: UN ENFOQUE DESDE LOS CIMIENTOS

En los capítulos anteriores, analizamos el impacto de la calidad del aire interior en cerebros más jóvenes y cómo la exposición a contaminantes interiores y gases de efecto invernadero puede dar lugar a afecciones como el autismo. Cuando hablamos de la calidad del aire interior, es importante entender las medidas de precaución que tomamos para mantener nuestros espacios habitables limpios y saludables. Uno de esos recursos es el uso de sistemas HVAC (calefacción, ventilación y aire acondicionado).

Idealmente, un sistema HVAC está diseñado para mantener el aire interior limpio y libre de contaminantes. Sin embargo, no siempre nos damos cuenta de que, en algunos casos, el sistema HVAC funciona como uno de los principales contribuyentes a la acumulación de CO2. ¿Por qué sucede esto? Bueno, hay varias razones.

Es importante entender que uno de los propósitos de los sistemas HVAC es la recirculación del aire. No obstante, pese a esta función, no necesariamente eliminan el CO2 acumulado dentro de nuestros espacios. Además, la escasa disponibilidad de aire fresco compromete la ventilación, aumentando aún más la acumulación de CO2 en interiores. Aquí es donde deben incorporarse sensores de CO2 a un sistema HVAC existente.

Luego están varios problemas de mantenimiento del HVAC que resultan en la acumulación de CO2 dentro del espacio habitable. Todo comienza con filtros sucios u obstruidos. Afectan el flujo de aire, lo que obliga al sistema HVAC a trabajar más de lo habitual. Como resultado, se consume más energía, lo que se traduce en emisiones adicionales de CO2.

Las bobinas sucias son igual de problemáticas. Tienden a reducir la eficiencia del sistema. Otra razón son las fugas de refrigerante. El HVAC vuelve a verse obligado a trabajar en exceso, lo que se traduce en mayores emisiones de CO2.

En algunos casos, el termostato también tiene parte de culpa. Cuando un termostato está roto o mal configurado, también puede provocar desperdicio de energía y emisiones de CO2, lo que afecta la calidad de nuestros espacios interiores. Otros problemas incluyen fallas del ventilador, rejillas de ventilación bloqueadas y problemas eléctricos.

Es crucial vigilar los hornos de gas. Estos hornos pueden liberar monóxido de carbono, que no es tan perjudicial como el CO2, pero sí es un contaminante que puede circular dentro de nuestros espacios a través del sistema HVAC.

Requisitos para una eliminación eficaz del CO2

Cuando se trata de la eliminación del CO2 en nuestros espacios, hay algunas consideraciones que debemos tener en cuenta. En primer lugar, la ventilación puede lograrse abriendo ventanas y puertas, así como utilizando un sistema HVAC. Luego viene la parte de monitoreo, en la que vigilas los niveles de ocupación y los niveles de acumulación de CO2 en tu espacio. Hablemos de esto en detalle.

Ventilación

La ventilación es necesaria para deshacerse del CO2 acumulado. El beneficio principal de abrir puertas y ventanas es que permite que el oxígeno fresco entre en nuestro entorno interior, lo que tiende a diluir la acumulación de CO2, especialmente durante periodos de alta ocupación. Los sistemas HVAC también pueden ayudar, siempre que tu sistema HVAC tenga toma de aire fresco mientras que el escape sea lo suficientemente funcional como para expulsar el CO2. También es importante prestar atención al caudal de ventilación. Según el Ejecutivo de Salud y Seguridad (HSE), la tasa recomendada es de 10 litros por segundo.[1]

---

1. Usar monitores de CO2 - Ventilación en el espacio de trabajo (n.d.). https://www.hse.gov.uk/ventilation/using-co2-monitors.htm

Control y monitoreo

Con monitores de CO_2 se pueden rastrear los niveles de CO_2, junto con los posibles problemas que pueden generar. Es importante entender que los niveles de CO_2 pueden aumentar con una mayor ocupación. Por lo tanto, la ventilación debe ajustarse en consecuencia. Según las directrices de ASHRAE (Sociedad Americana de Ingenieros de Calefacción, Refrigeración y Aire Acondicionado), las concentraciones de CO_2 en interiores deberían situarse entre 800 y 1.000 ppm. [2]

Otras alternativas

Una forma eficaz de controlar los niveles de CO_2 puede ser mediante plantas. Si bien no es la única opción, sin duda puede ayudar. Sin embargo, necesitarás tener una buena cantidad de plantas de interior para prevenir la acumulación de CO_2. Otras tecnologías también pueden ser útiles, como las estructuras metal-orgánicas. Estas pueden capturar la concentración de CO_2 en el aire y reducir la necesidad de una ventilación natural excesiva.

---

2. Lemon, M. (Febrero 3, 2025). Seguridad de CO2 en restaurantes, bares y predios. CO2 Meter. https://www.co2meter.com/blogs/news/co2-safety-in-restaurants-bars-venus#:~:text=In%20general%2C%20the%20American%20Society%20of%20Heating%2C,CO2%20levels%20be%20maintained%20below%201%2C000%20ppm.

Modelos matemáticos para los comportamientos de gases y patrones de flujo de aire

Si quieres medir el flujo de aire y los comportamientos de los gases, puedes usar ciertas ecuaciones matemáticas. Estos modelos suelen usar ecuaciones diferenciales parciales. Dichos modelos pueden ser parabólicos o hiperbólicos. Estas ecuaciones resultan útiles para modelar el flujo de gas, especialmente en tuberías. Algunas de estas ecuaciones son las siguientes.

Ecuaciones diferenciales parciales

Existen varios modelos que dependen de las EDP para explicar el flujo continuo de gas. Tales ecuaciones tienden a captar las relaciones entre la densidad, la velocidad y otras propiedades que cambian en el espacio y en el tiempo.

Modelos parabólicos e hiperbólicos

Estos dos modelos se utilizan para describir el flujo transitorio de gas. Los modelos hiperbólicos suelen ser más precisos, pero pueden resultar muy exigentes desde el punto de vista computacional. Por otro lado, los modelos parabólicos son más fáciles de resolver y pueden simular con facilidad estructuras complejas.

Flujo unidimensional

En el modelado del flujo de gases, una de las

simplificaciones habituales consiste en asumir un flujo unidimensional, en el que se supone que las variables (como la presión y la velocidad) solo cambian a lo largo del eje del conducto o de la tubería.

Flujos bifásicos

Cuando un gas contiene también partículas sólidas, se denomina flujo bifásico o de dos fases. Para explicar el movimiento de las partículas y del gas, se emplean enfoques lagrangianos y eulerianos.

Turbulencia

En muchos casos, el flujo de aire no es laminar, sino turbulento. A menudo, los modelos incorporan la turbulencia empleando herramientas como las ecuaciones de Navier-Stokes promediadas según Reynolds (RANS). Estas ecuaciones tienden a promediar las fluctuaciones de los movimientos turbulentos.

Los modelos mencionados son polivalentes y pueden utilizarse en ingeniería, diseño de sistemas de ventilación, análisis de gasoductos y modelado de procesos de combustión. También se emplean con frecuencia en medicina, especialmente para comprender el flujo de aire y su impacto en el sistema respiratorio humano. Asimismo, se usan en procesos industriales, como el modelado del flujo de gas en lechos fluidizados.[3]

---

3. The Reynolds-Averaged Navier-Stokes (RANS) Equations and

Ventilación a nivel del piso

Antes de pasar a las técnicas de ventilación del piso, es importante entender los riesgos de no contar con una ventilación adecuada. Para empezar, una ventilación insuficiente puede causar acumulación de humedad. Pero ¿cómo se acumula la humedad sin ventilación? ¡Sencillo! Cuando no hay suficiente flujo de aire debajo de las tablas del piso, la humedad del ambiente queda atrapada, creando humedad y condensación. Esta humedad atrapada penetra en la madera, elevando los niveles de humedad y pudiendo causar daños. La falta de ventilación impide que la madera se seque.

Recuerde: el alabeo causado por la humedad es el tipo de daño más común derivado de una ventilación inadecuada. ¿Pero cómo se produce el alabeo? Cuando la madera absorbe demasiada humedad, tiende a expandirse más allá de sus límites naturales, lo que hace que las tablas se arqueen o se alabeen. Esto no solo afecta el aspecto visual de su piso, sino que también compromete su integridad estructural. Otra preocupación importante es el crecimiento de moho, que prolifera en ambientes húmedos. El moho daña el piso y provoca problemas de salud en los habitantes, especialmente en niños pequeños. Entre los problemas de salud más comunes se incluyen las afecciones respiratorias. En algunos casos, la exposición prolongada a

---

Models. (s.f.). Blog de Análisis de Sistemas | Cadence. https://resources.system-analysis.cadence.com/blog/msa2021-the-reynolds-averaged-navier-stokes-rans-equations-and-models

la humedad también puede ocasionar podredumbre de la madera, poniendo en riesgo su estructura y derivando en reparaciones o sustituciones costosas.

Reconocer las señales de mala ventilación y de daños por humedad es importante para prevenir problemas a largo plazo. ¿Cuáles son los indicadores de mala ventilación en los pisos de madera? Los propietarios no deben ignorar síntomas como olores a humedad, que aluden al crecimiento de moho, o las manchas visibles de moho en la superficie. Las tablas del piso combadas o desiguales también son señales reveladoras de humedad. Las inspecciones periódicas y la atención temprana a estas señales pueden prevenir daños, protegiendo tanto la inversión en el piso como la salud de los ocupantes.

Importancia de contar con ventilación en el piso

Una buena ventilación del piso es importante para mantener la calidad y la longevidad de su piso de madera y no es barata. Entonces, ¿cuáles son los métodos para ventilar sus pisos? En general, los sistemas de ventilación se dividen en dos grandes categorías, es decir, pasivos y activos.

Como su nombre lo indica, los sistemas pasivos se basan en el flujo de aire natural a través de rejillas y funcionan bien en lugares donde el aire circula libremente. Por el contrario, los sistemas activos utilizan medios mecánicos, como ventiladores, para aumentar el flujo de aire, lo que resulta especialmente útil cuando la ventilación natural es escasa. Estos sistemas ayudan a prevenir la acumulación de humedad debajo del piso, un factor clave para evitar problemas como el alabeo o el crecimiento de moho, preservando así la estructura y la apariencia del piso.

Comprender la ventilación del subpiso

Los sistemas de ventilación del subpiso son útiles en viviendas, especialmente en aquellas con pisos elevados. Suelen combinar rejillas y ventiladores para regular el aire bajo el piso, manteniendo así un nivel de humedad equilibrado. Al mover el aire, estos sistemas ayudan a eliminar el exceso de humedad, a la vez que minimizan las probabilidades de proliferación de moho y hongos y los daños estructurales asociados. Una de sus fortalezas es su capacidad de funcionar en climas variables, lo que los hace adaptables a diferentes condiciones y tipos de pisos. Los ventiladores desempeñan un papel clave para mantener el área del subpiso seca y bien ventilada, incluso cuando el flujo de aire natural es insuficiente.

Selección del sistema adecuado

Elegir el mejor sistema de ventilación implica considerar factores como la ubicación geográfica, el clima regional y el tipo de piso. En zonas con alta humedad, los sistemas activos con ventiladores suelen ser la mejor opción. Sin embargo, en áreas con buen flujo de aire, los sistemas pasivos suelen ser suficientes. Evaluar las condiciones del entorno antes de decidir un método de ventilación es importante. Un sistema de ventilación bien elegido e instalado correctamente no solo prolonga la vida útil del piso, sino que también desempeña un papel clave en la promoción de un espacio interior más saludable al reducir los problemas relacionados con la humedad.

Casos de estudio de modificación de sistemas de ventilación

Ya que hablamos de sistemas de ventilación, es importante analizar algunos ejemplos reales. Estos ejemplos demuestran cómo una ventilación eficaz del piso desempeña un papel vital en la protección de los pisos de madera frente a los daños por humedad, prolongando su vida útil y protegiendo a los ocupantes contra los contaminantes, salvaguardando así su salud. Veamos algunos estudios de caso para una mejor comprensión. Estos estudios son el resultado de encuestas y de tendencias generales observadas por personas que investigan técnicas de ventilación a nivel del piso. Al revisarlos, los propietarios pueden aprender métodos prácticos y probados para preservar el estado de los pisos de madera, manteniendo el aire interior limpio y puro.[4]

---

4. Valentine, R. (2025, 16 de marzo). Por qué la ventilación del piso es importante: proteger los pisos de madera - Ryans Restoration. Ryans Restoration. https://ryansrestoration.co.uk/why-floor-ventilation-matters-preventing-moisture-damage-in-wood-flooring/

Estudio de caso	Solución aplicada	Resultados
#1: Renovación de una vivienda histórica	Sistema de ventilación del subpiso con ventiladores	Detuvo la acumulación de humedad, ayudando a preservar el piso de madera original
#2: Complejo de apartamentos moderno	Enfoque de ventilación pasiva	Redujo la humedad, evitando el alabeo y el desarrollo de moho
#3: Propiedad costera	Combinación de ventilación activa y deshumidificadores	Mantuvo una buena calidad del aire y protegió la estructura del piso

Estos ejemplos muestran cómo pueden emplearse distintos métodos de ventilación en climas y tipos de edificios específicos. La conclusión clave en estos casos es que seleccionar el sistema adecuado es importante para lograr el equilibrio correcto entre flujo de aire y control de la humedad. Al implementar estas y otras soluciones de ventilación similares, los propietarios pueden proteger sus pisos de madera de los daños por humedad.

Palabras finales

Es importante entender que mantener la calidad del aire interior va más allá de la limpieza superficial. Requiere comprender en profundidad cómo los sistemas HVAC (calefacción, ventilación y aire acondicionado) y la ventilación del piso contribuyen o combaten la contaminación del aire y la acumulación de humedad.

Como hemos visto, los sistemas HVAC mal mantenidos y la ventilación insuficiente del piso pueden provocar niveles elevados de CO_2, crecimiento de moho y daños estructurales, todo lo cual supone riesgos tanto para la salud humana como para la integridad de sus pisos de madera.

Al implementar estrategias de ventilación, pasivas o activas, y al utilizar herramientas como monitores de CO2, los propietarios pueden crear ambientes interiores más saludables.

CAPÍTULO 9

VARIACIONES CULTURALES Y GEOGRÁFICAS EN LAS TASAS DE AUTISMO

Con el tiempo, el acceso a mejores servicios médicos se ha traducido en un aumento de las tasas globales de autismo. Si bien los casos siempre estuvieron ahí, el incremento de la concienciación ha desempeñado un papel clave en el diagnóstico precoz de niños con TEA.

Las cifras del trastorno del espectro autista (TEA) varían a nivel mundial, siendo China el país con la tasa más alta, 2,6%, seguida de Corea del Sur y Estados Unidos. En cuanto a Estados Unidos, 1 de cada 59 niños recibe un diagnóstico de TEA.

En todo el mundo, casi 1 de cada 160 niños se ve afectado por el TEA. Esto conlleva efectos sociales y económicos considerables y se estima que el costo de por vida del autismo es de 1,4 millones de dólares estadounidenses (USD) o 0,8 millones de libras esterlinas (GBP). Sin embargo, comprender la prevalencia del TEA permite identificar los recursos necesarios, así como el apoyo para las personas y familias afectadas por la condición.

Surge una pregunta: ¿por qué varían estas cifras de un país a otro? Hay varias razones: genéticas, ambientales y culturales. La variación en las tasas de autismo también puede atribuirse a diferencias en los criterios diagnósticos, las instalaciones sanitarias y las actitudes culturales que influyen en cómo se reconoce y se diagnostica el autismo. Algunas culturas pueden infradiagnosticar o diagnosticar erróneamente el autismo por falta de conciencia, mientras que otras pueden mostrar tasas más altas debido a una mayor sensibilización y una mayor aceptación del tema en cuestión.

Las disparidades en los diagnósticos de autismo también son visibles entre distintos grupos raciales y étnicos, especialmente en Estados Unidos. Estas diferencias suelen derivarse del acceso desigual a la atención sanitaria, a recursos diagnósticos y de percepciones culturales predominantes. Abordar dichas disparidades e incrementar la competencia cultural en el diagnóstico es necesario para garantizar apoyos y servicios equitativos para todas las personas que viven con esta condición, independientemente de su origen. Una mayor concienciación y la investigación pueden traducirse en detección e intervenciones tempranas, ayudando así a las personas con TEA a llevar vidas plenas.

Autismo en comunidades tradicionales

Puede parecer extraño, pero las comunidades más tradicionales tienden a tener tasas más bajas de autismo. Si bien algunos pueden atribuir esta realidad a la falta de recursos y conciencia, también intervienen otros factores. Esto sucede por una combinación de factores ambientales, de estilo de vida y sociales. Si bien no existe una razón definitiva que explique este fenómeno, algunas hipótesis se centran en las influencias ambientales que podrían intervenir, como un aire más limpio, mejor ventilación, la minimización de la exposición a toxinas y factores de estilo de vida que difieren de los de las zonas urbanizadas e industrializadas. Algunos de estos factores son los siguientes.

Aire más limpio y menos contaminantes

En las comunidades tradicionales, especialmente en las rurales o aisladas, la calidad del aire es mejor que en las zonas urbanizadas. La contaminación atmosférica se ha vinculado a varios trastornos del desarrollo, incluido el autismo. Debemos entender que la exposición prenatal a la contaminación del aire, especialmente al material particulado fino (PM2,5) y a contaminantes atmosféricos tóxicos similares, puede aumentar el riesgo de problemas del desarrollo en los niños. Las comunidades menos industrializadas y con menos vehículos tienen menos contaminación del aire, lo que contribuye a un menor riesgo de autismo.

Las comunidades indígenas, como las tribus nativas americanas en Estados Unidos o las poblaciones rurales del África subsahariana, por lo general, experimentan un aire más limpio. En cambio, las zonas urbanas con tráfico intenso, actividad industrial y altos niveles de contaminación han mostrado tasas de autismo más elevadas.[1]

Mejor ventilación en las viviendas

La ventilación desempeña un papel clave en el mantenimiento de un ambiente interior saludable. Las casas tradicionales, como las construidas con materiales naturales como madera, barro o piedra, tienden a tener mejor ventilación que muchos edificios modernos, que son muy herméticos y carecen de ventilación. Además, los edificios modernos emplean materiales sintéticos que contienen compuestos orgánicos volátiles. Los COV y otros contaminantes interiores se han asociado con retrasos del desarrollo y problemas de neurodesarrollo en niños. Las casas tradicionales construidas con materiales naturales reducen la exposición a sustancias químicas y mejoran la calidad general del aire.

En zonas rurales de Escandinavia, donde las viviendas se construyen mayoritariamente con madera, la ventilación suele ser más simple y eficaz. Esto contrasta de forma marcada con las viviendas herméticas y de alta eficiencia energética comunes en entornos urbanos, donde es más probable que se produzca exposición a sustancias químicas.

1. Writer, S. (2024, 22 de noviembre). Contaminación del aire relacionada con un mayor riesgo de autismo en niños | Escuela de Salud Pública Harvard T.H. Chan. Escuela de Salud Pública Harvard T.H. Chan. https://hsph.harvard.edu/news/air-pollution-linked-with-increased-risk-of-autism-in-children/

Menor exposición a pesticidas y productos químicos industriales

Las prácticas agrícolas tradicionales utilizan menos sustancias químicas sintéticas en comparación con la agricultura industrial. Esto también contribuye a tasas de autismo más bajas. La exposición a pesticidas, herbicidas y sustancias similares en el entorno se ha vinculado a problemas del desarrollo. En la agricultura industrial, el uso generalizado de estos productos en la producción de alimentos y las prácticas agrícolas tienden a aumentar el riesgo de autismo en los niños expuestos a estas sustancias durante la etapa prenatal o la primera infancia.

En algunas comunidades de agricultura orgánica en Europa o en la India rural, es probable que los niños estén menos expuestos a tales sustancias nocivas que los criados en comunidades de agricultura industrial.

Dieta y nutrición

La dieta desempeña un papel clave en el desarrollo del cerebro humano y algunas comunidades tradicionales tienen dietas más ricas en alimentos integrales y no procesados, con menos aditivos, conservantes o edulcorantes artificiales comunes en los alimentos procesados. La evidencia sugiere que la exposición a altos niveles de alimentos procesados y a sustancias químicas artificiales en la dieta podría afectar negativamente al neurodesarrollo.[2]

---

2. Buka, I., Osornio-Vargas, A., & Clark, B. (2011). Aditivos

En las dietas tradicionales mediterráneas o asiáticas, como las de la Grecia rural o el Japón rural, con alta ingesta de verduras, pescado y alimentos naturales, suele observarse un efecto protector frente a los trastornos del desarrollo en comparación con las dietas de entornos con gran presencia de alimentos muy procesados.

Estructura social y redes de apoyo

En las comunidades tradicionales, las familias extensas y las redes muy cohesionadas suelen desempeñar un papel importante en la crianza. El apoyo social y emocional en estos entornos puede ayudar a reducir el estrés durante el embarazo y la primera infancia. Estos factores se han vinculado con tasas más bajas de autismo. Se cree que el estrés durante el embarazo y el primer periodo posnatal tiene un gran impacto en el neurodesarrollo del niño.

En comunidades muy unidas, como el Japón rural o ciertas tribus nativas americanas, los niños tienden a crecer en entornos con amplio apoyo familiar, menor estrés y mayor sentido de pertenencia. Esta cohesión social a la que están expuestos proporciona beneficios protectores, reduciendo así el riesgo de trastornos del desarrollo como el autismo.

---

alimentarios, nutrientes esenciales y trastornos del comportamiento neurodesarrollacional en niños: una breve revisión. *Paediatrics & Child Health, 16*(7), e54–e56. https://doi.org/10.1093/pch/16.7.e54

Menores niveles de sesgo diagnóstico

En las comunidades tradicionales, puede ser menos probable que se diagnostique el autismo. Esto sucede por diferencias culturales en el reconocimiento de los trastornos del desarrollo. En sociedades con acceso limitado a la atención sanitaria o escasa comprensión de los problemas de neurodesarrollo, el autismo puede estar sujeto a subregistro.

En algunas zonas remotas, como aldeas rurales en partes de África o algunas comunidades indígenas del Amazonas, puede que sencillamente no exista la comprensión del autismo como diagnóstico clínico, lo cual conduce al subregistro o a diagnósticos erróneos. Si bien esto no alude necesariamente a tasas más bajas de autismo, sí contribuye a la percepción de tasas inferiores en ciertos entornos.

Tendencias globales en los diagnósticos de autismo

Entre 1990 y 2019, la prevalencia global del autismo aumentó un asombroso 39,3 % y las regiones de ingresos altos como América del Norte, Europa Occidental y Asia-Pacífico muestran las tasas de prevalencia más altas. Es importante señalar que las regiones con índices sociodemográficos altos experimentaron aumentos rápidos en las cifras, lo cual sugiere que factores de modernización, como la mejora de la atención sanitaria y las prácticas diagnósticas, influyen en estas tendencias.[3]

---

3. Li, Y., Chen, Z., Li, X., Gu, M., Xia, N., Gong, C., Zhou, Z., Yasin, G.,

Revisiones de los criterios diagnósticos

La evolución del Manual Diagnóstico y Estadístico de los Trastornos Mentales (DSM) ha ampliado la comprensión y la clasificación del autismo. Por ejemplo, el DSM-III (1980) introdujo el autismo como un trastorno del desarrollo distinto, mientras que el DSM-IV (1994) lo reconoció como un espectro, lo que condujo a un aumento significativo de los diagnósticos. El DSM-5 (2013) unificó aún más estas categorías, contribuyendo a un incremento continuo de los diagnósticos.

Mayor sensibilización y percepción pública

A medida que las sociedades se modernizan, ha habido un mayor énfasis en la concienciación sobre la salud mental, así como un mayor conocimiento de los temas relacionados con el cerebro humano. Este cambio ha dado lugar a un mejor reconocimiento de los síntomas del autismo, especialmente en personas sin discapacidad intelectual, incrementando así las tasas de diagnóstico.[4]

Xie, H., Wei, X., Liu, Y., Han, X., Lu, M., Xu, J., & Huang, X. (2022). Epidemiología de los trastornos del espectro autista: carga mundial de la enfermedad 2019 y análisis bibliométrico de los factores de riesgo. *Frontiers in Pediatrics, 10*. https://doi.org/10.3389/fped.2022.972809

4. CNN Newsource staff. (2023, 2 de febrero). Las tasas de diagnóstico de autismo se han triplicado en los últimos 16 años, según un nuevo estudio. https://www.alaskasnewssource.com. https://www.alaskasnewssource.com/2023/02/02/autism-diagnosis- rates-have-tripled-last-16-years-new-study-says/?

Mejora de la infraestructura sanitaria

Los sistemas sanitarios modernos ofrecen hoy herramientas de cribado mejoradas y potenciadas y servicios más integrales que hace 20 años. Como resultado, pueden facilitar diagnósticos de autismo más tempranos y precisos. Por ejemplo, en el Reino Unido, la introducción de los criterios del DSM-5 en 2013 ha llevado a una estabilización de las tasas de diagnóstico, lo que indica que los cambios en las prácticas diagnósticas también pueden influir en las tendencias de prevalencia.[5]

Casos de estudio regionales

Veamos algunas cifras regionales en cuanto a tasas de autismo.

Estados Unidos

Desde el año 2000 hasta 2022, los diagnósticos de autismo entre niños de 8 años aumentaron de 1 de cada 150 a 1 de cada 31. Se trata de una tendencia atribuida a la mejora de los recursos de cribado, la ampliación de los criterios diagnósticos y una mayor sensibilización pública. En 2025, el Departamento de Salud y Servicios Humanos de EE.UU. también realizó estudios para explorar los factores ambientales que contribuyeron a este aumento.

---

5. Bent, C. A., Barbaro, J., & Dissanayake, C. (2016). Cambio en los diagnósticos de autismo antes y después de la introducción del DSM-5. *Journal of Autism and Developmental Disorders, 47*(1), 163–171. https://doi.org/10.1007/s10803-016-2942-y

Reino Unido

Entre 1998 y 2018, los diagnósticos de autismo se dispararon un 787 %, un cambio debido en gran medida a los avances en las prácticas diagnósticas, el aumento de la disponibilidad de servicios y una mayor sensibilización pública, particularmente entre las mujeres.[6]

Israel

De 2007 a 2018, la incidencia conjunta del autismo en niños aumentó de 0,46 % a 1,30 %. El mayor incremento se observó en niños pequeños y en edad preescolar. Esta tendencia se produjo a pesar de la adaptación de los criterios del DSM-5 y de cambios normativos que afectaron la elegibilidad para servicios relacionados con el autismo, lo que sugiere que factores de modernización más allá de los criterios diagnósticos contribuyeron a dicho incremento.[7]

---

6. Russell, G., Stapley, S., Newlove-Delgado, T., Salmon, A., White, R., Warren, F., Pearson, A., & Ford, T. (2021b). Tendencias temporales en el diagnóstico de autismo durante 20 años: un estudio de cohorte basado en la población del Reino Unido. *Journal of Child Psychology and Psychiatry, 63*(6), 674–682. https://doi.org/10.1111/jcpp.13505
7. Davidovitch, M., Slobodin, O., Weisskopf, M. G., & Rotem, R. S. (2020). Tendencias temporales por edad en las tasas de incidencia del trastorno del espectro autista tras la adaptación del DSM-5 y otros cambios regulatorios relacionados con el TEA en Israel. *Autism Research, 13*(11), 1893–1901. https://doi.org/10.1002/aur.2420

Prácticas de sueño, cuidado de los bebés y tasas de autismo

Arreglos de sueño: colecho vs. sueño independiente

En regiones y culturas donde el colecho es común, como Japón, India y amplias zonas de Asia Oriental, los bebés suelen compartir una cama o una habitación con sus padres durante un periodo prolongado hasta cierta edad. En estos entornos, conductas como los despertares nocturnos frecuentes o la dependencia a la hora de dormir suelen considerarse elementos normales de la primera infancia. Como resultado, signos tempranos de autismo, como patrones de sueño irregulares o la falta de hábitos de sueño independientes, pueden pasarse por alto o interpretarse como conductas típicas según la cultura. Esta normalización puede provocar un retraso en la identificación de diferencias del desarrollo asociadas al autismo.

Por el contrario, en culturas con prácticas de sueño independientes, como en Estados Unidos, así como en algunas partes de Europa Occidental, a menudo se hace mayor hincapié en que los bebés duerman en sus propias camas o incluso en sus propias habitaciones. En estos contextos, las alteraciones en los patrones de sueño de un niño o su desenganche pueden destacar con mayor claridad. Este énfasis cultural en la independencia a la hora de dormir puede ayudar a los padres y a los profesionales de la salud a observar conductas atípicas mucho antes, lo que potencialmente se traduce en diagnósticos de autismo más tempranos.

Estilo de crianza y expectativas

Las actitudes culturales hacia la crianza también desempeñan un papel clave en la forma en que se perciben las conductas relacionadas con el autismo. En culturas colectivistas, como las de China y algunas partes de Oriente Medio, existe un fuerte énfasis en la interdependencia dentro de la familia. Los niños tímidos, tranquilos o reservados pueden ser vistos como bien portados o modestos, y una participación parental directa en las actividades cotidianas se considera la norma. Tales valores culturales a veces tienden a oscurecer las señales de autismo. Estas señales pueden incluir contacto visual reducido o interacción social limitada. En esas culturas, tales rasgos no se consideran necesariamente problemáticos dentro del contexto cultural. Como resultado, puede que no sea posible la detección temprana del autismo.

Por otro lado, las culturas individualistas como las de EE.UU., Reino Unido y Australia otorgan especial importancia a la independencia, la expresión verbal y la participación social. A los niños a menudo se les anima a afirmarse e interactuar abiertamente con otras personas. Dentro de estas culturas, las desviaciones de los hitos del desarrollo esperados, como la falta de comunicación verbal o de contacto visual, tienen más probabilidades de suscitar preocupación entre los padres y seres queridos. Los padres y educadores en estas sociedades inician con mayor rapidez el cribado del desarrollo, lo que puede dar lugar a tasas de diagnóstico de autismo más altas y tempranas.

Acceso a la atención sanitaria y concienciación

El acceso a la atención sanitaria y la concienciación sobre problemas del desarrollo son factores críticos que tienden a cruzarse con las normas culturales para influir en el diagnóstico del autismo. En regiones modernas o urbanizadas, independientemente de la cultura, generalmente existe un mejor acceso a la atención pediátrica, a las evaluaciones del desarrollo y, lo más importante, a servicios diagnósticos especializados. Las iniciativas de salud pública, la mayor exposición en los medios y una formación profesional más amplia tienden a contribuir a una mayor concienciación sobre el autismo, lo que a su vez se traduce en diagnósticos más frecuentes y tempranos.

Por otro lado, en zonas menos desarrolladas o en entornos más tradicionales, el autismo puede estar infradiagnosticado o incluso mal diagnosticado. El acceso limitado a centros de salud, la escasez de profesionales capacitados y los estigmas predominantes en torno a los trastornos del desarrollo pueden contribuir a problemas diagnósticos. En algunos casos, los padres pueden atribuir las conductas atípicas de su hijo a creencias espirituales, factores de estrés familiares o fases temporales del desarrollo en lugar de contemplar seriamente explicaciones médicas como el autismo.

CAPÍTULO 10
SOLUCIONES ARQUITECTÓNICAS PARA ENTORNOS MÁS SALUDABLES

Desde la calidad del aire y el confort físico hasta el bienestar mental y físico, el entorno interior tiene un impacto clave en la salud humana. A medida que la urbanización continúa creciendo y la modernización se filtra en nuestra vida cotidiana, entender cómo las soluciones arquitectónicas pueden optimizar estos aspectos es de suma importancia. Exploremos la intersección entre arquitectura y salud, detallando a la vez estrategias importantes centradas en mejorar la calidad del aire, aumentar el confort y promover el bienestar general.

En las secciones siguientes, analizaremos algunas de las investigaciones más recientes en diseño de edificios, el papel de los materiales de construcción en la salud y algunos de los enfoques más innovadores de eficiencia energética que no comprometen la salud de los ocupantes.

Especificaciones arquitectónicas para un diseño de edificios optimizado para la salud

Distribución espacial y proporciones

- Diseño del edificio: El diseño de un edificio debe priorizar la configuración espacial, ya que fomenta una circulación saludable del aire, el acceso a la luz natural y la facilidad de movimiento. Varias especificaciones son esenciales para garantizar resultados de salud óptimos.
- Alturas de techo: Puede parecer insignificante, pero es importante. La altura mínima recomendada de techo en áreas residenciales es de 2,7 metros, lo que equivale a 8,9 pies. Esto se traduce en una mejor circulación del aire, minimizando así el riesgo de que se acumulen contaminantes aerotransportados dentro del espacio habitable. Las alturas de techo más elevadas en áreas comunes, de 3,5 metros o 11,5 pies en edificios comerciales y públicos, favorecen el flujo de aire vertical, lo que facilita la disipación de contaminantes y mantiene el espacio interior limpio y saludable.[1]
- Dimensiones de las habitaciones: El volumen de

---

1. EFECTO DE LA ALTURA DEL TECHO EN LA VENTILACIÓN NATURAL DE UN "INVERNADERO INFINITO": PREDICCIONES DEL MODELO | Sociedad Internacional de Ciencia Hortícola. (s.f.). https://www.ishs.org/ishs-article/1037_41

los espacios interiores es crucial para la calidad del aire interior. Una habitación ideal debería disponer de al menos 20 metros cúbicos de aire por ocupante para asegurar un recambio de aire suficiente. Sin embargo, para oficinas, la densidad recomendada es de una persona por cada 10 a 12 metros cuadrados para mantener la ventilación adecuada.

- Relación ventana-suelo: Para optimizar la ventilación natural, la relación entre el área de ventanas y el área del suelo debería situarse idealmente entre 1:8 y 1:10. Esto permite un flujo de aire suficiente y cierta penetración de luz. Las ventanas también deben estar en perfecto estado de funcionamiento para proporcionar a los ocupantes control sobre la ventilación.[2]

Iluminación y luz natural

La luz natural desempeña un papel importante en el mantenimiento de lo que denominamos ritmos circadianos. Se ha demostrado que estos influyen directamente en los patrones de sueño, así como en la salud mental general de una persona. Una pauta clave en el diseño arquitectónico es

2. Isaacs, N. P. (2024). «El área de la ventana deberá ser al menos una décima parte del área de la habitación»: Los orígenes de un requisito de luz natural (y ventilación) en los códigos modernos de construcción. *Lighting Research & Technology, 56*(6), 637–659. https://doi.org/10.1177/14771535231225363

la incorporación de estrategias de iluminación natural con el fin de minimizar la dependencia de la iluminación artificial y, al mismo tiempo, mejorar el bienestar de los ocupantes. El factor de luz diurna óptimo se sitúa en torno al 2-5 %, lo que ofrece una iluminación considerable durante el día a la vez que reduce el deslumbramiento y la acumulación de calor.[3]

- Orientación y sombreamiento de ventanas: Las ventanas deben orientarse para aumentar la exposición a la luz solar y reducir el deslumbramiento directo y el exceso de calor. Las ventanas orientadas al sur en el hemisferio norte y al norte en el hemisferio sur son las configuraciones ideales para obtener ganancias solares pasivas en invierno y minimizar el calor durante el verano.
- Intensidad lumínica: El nivel recomendado de intensidad de luz para espacios habitables se sitúa entre 150 y 300 lux, mientras que los espacios de trabajo exigen niveles más altos, entre 300 y 500 lux, según la tarea. La integración de materiales avanzados de difusión de la luz y de iluminación LED con temperatura de color ajustable permite equilibrar la

3. TEN Métricas clave de luz natural y eléctrica. (s.f.). https://www.iesve.com/discoveries/article/3813/ten-key-daylight-and-electric-metrics

eficiencia energética y el confort de los ocupantes.[4]

Diseño acústico

El ruido excesivo es uno de los factores más comunes que contribuyen al estrés, a las alteraciones del sueño y a los problemas cardiovasculares a largo plazo. Por lo tanto, el diseño acústico debe ser una prioridad en los proyectos de edificación. Las siguientes especificaciones son cruciales para minimizar la contaminación acústica en los edificios.

- Aislamiento acústico: Elementos constructivos como paredes, suelos y techos deben incorporar materiales que absorban el sonido en lugar de reflejarlo y generar ruido. Para áreas residenciales, se recomienda un índice de aislamiento acústico de STC 50 o superior para evitar la intrusión de ruido de las unidades vecinas.[5]
- Ventilación acústica: Los sistemas mecánicos, como los conductos de ventilación y las

4. Kumar, M. (2023, 12 de abril). Niveles de iluminancia en interiores: tu tabla estándar de niveles de lux. Prana Air. https://www.pranaair.com/blog/illuminance-levels-indoors-the-standard-lux-levels/
5. Surfaces, A. (2024, 22 de enero). Comprendiendo la clasificación de transmisión de sonido (STC). Acoustical Surfaces. https://www.acousticalsurfaces.com/blog/acoustics-education/sound-transmission-class-stc-rating/

unidades de tratamiento de aire, deben diseñarse para minimizar la producción de ruido. Puede utilizarse la escala Noise Rating para asegurar que los sistemas mecánicos no superen un umbral de NR-35 y así evitar niveles de ruido molestos en los espacios de descanso y de estar.

Materiales de construcción y su efecto en la calidad y la circulación del aire

Puede parecer trivial, pero es más importante de lo que se piensa. Los materiales utilizados para construir o remodelar su espacio interior desempeñan un papel clave en la calidad del aire interior. Veamos algunos materiales modernos y tradicionales.

Materiales de construcción tradicionales

Históricamente, muchos materiales de construcción han sido reconocidos por su durabilidad y propiedades aislantes, pero no siempre se han considerado sus impactos en la calidad del aire. Estos son algunos materiales de construcción tradicionales.

- Madera: La madera es un material de construcción común en espacios habitables y comerciales. Puede tener impactos tanto positivos como negativos en la calidad del aire interior. Si bien la madera natural puede ayudar a regular la humedad y la temperatura, también puede emitir compuestos orgánicos volátiles (COV), incluido el formaldehído, especialmente si la madera ha sido tratada con acabados químicos. La madera y los acabados no tóxicos y sin tratar, como el aceite de linaza o la cera de abejas natural, son alternativas más seguras y saludables.

- Piedra y ladrillo: Estos materiales son excelentes como masa térmica, ya que absorben y liberan calor muy lentamente. Sin embargo, el ladrillo y la piedra también tienden a atrapar la humedad, lo que favorece la aparición de moho y bacterias si no se sellan correctamente. Estos materiales deben combinarse con sistemas transpirables que permitan que la humedad se evapore sin acumularse para lograr condiciones de salud óptimas.

Materiales de construcción modernos

A medida que ha aumentado la demanda de edificios energéticamente eficientes y saludables, se han desarrollado materiales modernos que apoyan la calidad del aire y el rendimiento energético. Algunos de estos materiales son los siguientes.

- Pinturas y recubrimientos con bajo contenido de COV: Los productos de pintura tradicionales tienden a liberar COV. Estos vapores contribuyen a una mala calidad del aire interior, lo que a su vez puede provocar problemas respiratorios. Hoy en día, las pinturas de bajo COV y sin COV, como las basadas en pigmentos naturales, ofrecen alternativas saludables para temáticas y esquemas de color interiores.

- Bambú y corcho: Lo mejor de ambos materiales es que son renovables, duraderos y poseen propiedades naturales de purificación del aire. El bambú, por ejemplo, tiene un alto contenido de celulosa, lo que le permite absorber la humedad y regular la humedad interior. El corcho es naturalmente resistente al fuego y ofrece un excelente aislamiento acústico, lo que lo hace ideal tanto para suelos como para paredes.
- Materiales de aislamiento: Entre las opciones modernas se encuentran la lana de oveja y la celulosa. En el caso de la celulosa, se fabrica a partir de papel reciclado. Por lo tanto, son opciones no tóxicas y proporcionan un aislamiento térmico eficaz. Estos materiales también actúan como purificadores de aire naturales, ya que absorben sustancias nocivas del aire, justo lo contrario de los aislamientos convencionales de fibra de vidrio o espuma que pueden emitir (desgasificar) sustancias químicas tóxicas, comprometiendo así la calidad del aire interior.

Estrategias para mantener la calidad del aire

Considerando nuestra conversación hasta ahora, se entiende que una gran preocupación en el diseño edilicio moderno es la calidad del aire interior (CAI). Los materiales de construcción y los sistemas de ventilación deben trabajar en conjunto para garantizar que el aire interior se mantenga limpio y fresco. Algunas consideraciones para mejorar la CAI son las siguientes.

- Sistemas de filtración: Mediante el uso de filtros HEPA o filtros de carbón activado en los sistemas de ventilación, podemos mejorar significativamente la calidad del aire interior eliminando material particulado, alérgenos y los más notorios, COV (compuestos orgánicos volátiles). Estos filtros deben mantenerse con regularidad para garantizar un rendimiento óptimo.
- Control de la humedad: Aunque los sistemas de filtración son eficaces, también es necesario controlar la humedad para mejorar la calidad del aire interior. El exceso de humedad en la envolvente del edificio puede provocar el crecimiento de moho y otros contaminantes microbianos que afectan la calidad del aire. Las barreras de vapor y los materiales resistentes a la humedad, como las placas cementicias o el aislamiento con capacidad de evacuación de

humedad, pueden ser beneficiosos para prevenirlo.

Modificaciones a las prácticas constructivas actuales para mejorar la calidad del aire

Ventilación natural integrada

La ventilación natural es sumamente importante para mantener el aire fresco dentro de los edificios, especialmente en diseños de alta eficiencia energética donde la hermeticidad puede causar una mala calidad del aire, comprometiendo la salud y el bienestar de los ocupantes. Los diseños contemporáneos deberían integrar estrategias de ventilación natural con sistemas mecánicos para optimizar el intercambio de aire sin sacrificar el confort térmico ni la eficiencia energética. He aquí dos maneras de hacerlo.

- Ventilación por tiro térmico (stack ventilation): En edificios de varias plantas, la ventilación por tiro térmico depende del principio de flotabilidad. Para quien no lo sepa, el aire caliente asciende y crea una diferencia de presión que atrae aire fresco hacia los pisos inferiores. Esto puede lograrse mediante respiraderos u aberturas colocados estratégicamente que aseguren un flujo de aire óptimo.
- Ventilación cruzada: Como su nombre indica, la ventilación cruzada funciona creando

diferencias de presión en lados opuestos del edificio, atrayendo así aire fresco a través del mismo. Es especialmente eficaz en espacios de planta abierta y puede potenciarse mediante ventanas practicables, tragaluces y, sobre todo, respiraderos.

Sistemas de ventilación híbridos

Como sugiere el nombre, los sistemas de ventilación híbridos combinan ventilación natural y mecánica, como los ventiladores con recuperación de energía (ERV) o con recuperación de calor (HRV). Estos mecanismos garantizan la admisión de aire fresco a la vez que conservan la energía térmica. Los sistemas híbridos ofrecen varias ventajas. Para empezar, minimizan la carga sobre los sistemas mecánicos de calefacción y refrigeración, lo que ayuda a ahorrar energía. En segundo lugar, proporcionan un caudal de aire exterior controlado, manteniendo a raya la humedad y los contaminantes.

Controles inteligentes de ventilación

Con los vertiginosos avances de la tecnología inteligente, surgen nuevas formas de optimizar la ventilación. Los sensores pueden detectar niveles de CO2, humedad y contaminantes en los espacios interiores y ajustar la ventilación en consecuencia. La ventilación controlada por demanda (DCV) puede integrarse en el sistema HVAC (calefacción, ventilación y aire acondicionado), asegurando así que la calidad del aire se mantenga sin un uso excesivo de energía.

Palabras finales

Crear un entorno interior saludable mediante soluciones arquitectónicas bien pensadas es importante para promover el bienestar físico y mental de los ocupantes. Desde optimizar la calidad del aire con estrategias de ventilación natural y seleccionar materiales de construcción que favorezcan un ambiente más sano, hasta mejorar el confort mediante el diseño de iluminación y acústico, cada elemento del diseño edilicio desempeña un papel clave.

A medida que avanza la urbanización, incorporar estrategias optimizadas para la salud en edificios nuevos y existentes mejorará la calidad de vida de los ocupantes y contribuirá a la sostenibilidad de los espacios urbanos. Al priorizar prácticas de diseño orientadas a la salud, podemos crear entornos que nutran el cuerpo y la mente, garantizando un futuro más sostenible y confortable.

CAPÍTULO 11
THE SCIENCE OF SLEEP ENVIRONMENTS

El sueño es sumamente importante tanto para el desarrollo físico como para el cognitivo, especialmente durante la primera infancia. El entorno de sueño de un niño influye en la calidad y la duración de su descanso y también puede afectar profundamente su salud general y el desarrollo de su cerebro. En las últimas décadas, la investigación sobre los entornos de sueño ha sido extensa, con especial énfasis en factores como la calidad, la temperatura de la habitación y la postura al dormir.

En los siguientes párrafos, profundizaremos en la ciencia de los patrones de sueño infantil, con especial atención a cómo los entornos de sueño y factores relevantes como la acumulación de CO2, la ventilación y el diseño. También analizaremos cómo estos factores pueden impactar el desarrollo cerebral y la salud y el bienestar generales de un niño. Asimismo, exploraremos estrategias eficaces y prácticas para crear espacios de sueño óptimos que contribuyan a garantizar seguridad, comodidad y una ventilación adecuada.

Patrones de sueño infantil y desarrollo cerebral

Es un hecho que los patrones de sueño de los lactantes difieren de los de los adultos, en gran medida debido al rápido crecimiento y desarrollo de su cerebro y su cuerpo. Los recién nacidos tienden a pasar una parte significativa de su sueño en lo que llamamos sueño de movimientos oculares rápidos (REM), que es un proceso crucial para el desarrollo cerebral. El sueño REM se asocia con varios procesos importantes como la consolidación de la memoria, el aprendizaje y la regulación emocional, todos ellos fundamentales para el desarrollo temprano del cerebro.

Un recién nacido típico puede dormir entre 14 y 17 horas al día. Sin embargo, este sueño se divide en múltiples períodos a lo largo del día y la noche. A medida que el bebé crece, el número de períodos de sueño tiende a disminuir y la cantidad de tiempo pasado en sueño REM aumenta. Para cuando tienen 6 meses, los bebés suelen dormir entre 12 y 14 horas al día, con una mayor proporción de ese sueño ocurriendo por la noche, lo que permite períodos prolongados de sueño REM ininterrumpido.

Sin embargo, la calidad de este sueño no está determinada únicamente por cuánto duerme un niño. Los entornos de sueño también desempeñan un papel clave para asegurar que los bebés alcancen el sueño profundo y reparador, extremadamente necesario para un correcto desarrollo cerebral. Los estudios han revelado que las alteraciones del sueño, ya sea por ruido, temperatura o mala calidad del aire, pueden afectar significativamente el desarrollo neuronal y los resultados cognitivos más adelante en la vida.

Acumulación de CO2 y entornos de sueño

Uno de los factores cruciales en los entornos de sueño de los niños es la acumulación de dióxido de carbono dentro del área donde duermen. El CO2 se produce de forma natural al respirar y se expulsa de la habitación mediante ventilación o circulación de aire. Sin embargo, en espacios muy reducidos o en habitaciones mal ventiladas, los niveles de CO2 pueden elevarse hasta niveles poco saludables, especialmente durante las horas de sueño, cuando la respiración es más profunda y constante entre los ocupantes.

La investigación sugiere que los niveles elevados de CO2 durante el sueño pueden tener efectos perjudiciales en el rendimiento cognitivo, así como en el bienestar general. En los lactantes, las concentraciones altas de CO2 pueden causar sueño interrumpido, respiración superficial e incluso un mayor riesgo de síndrome de muerte súbita del lactante (SMSL), aunque esto sea absolutamente raro. Según un estudio publicado en la revista Journal of Applied Physiology, los bebés que dormían en habitaciones con niveles de CO2 superiores a 1.000 ppm experimentaron niveles reducidos de oxígeno en sangre, lo que podría afectar la función cerebral y la calidad del sueño.[1]

Impacto del entorno de sueño en los niveles de CO2

- Cunas tradicionales: En una cuna tradicional, especialmente cuando la cuna está rodeada de un protector acolchado o se coloca en una habitación mal ventilada, es muy probable que se produzca acumulación de CO2. El CO2 exhalado por el propio bebé también puede permanecer en el espacio que lo rodea si la habitación no está suficientemente ventilada. Además, si el bebé duerme sobre un colchón blando o está cubierto con ropa de cama pesada, estos factores pueden contribuir a la acumulación de CO2 al restringir el flujo de aire en el área circundante del bebé.
- Arreglos de colecho: El colecho, también conocido como compartir la cama, es otro arreglo de sueño común, particularmente en contextos orientales. Si bien el colecho puede ofrecer beneficios como facilitar la alimentación nocturna, también abre la puerta al riesgo de acumulación de CO2 en el lugar donde duerme el bebé. En un espacio más pequeño, como la

---

1. News-Medical. (2020, 21 de abril). Los niveles de CO_2 atmosférico pueden causar deterioro cognitivo. https://www.news-medical.net/news/20200421/Atmospheric-CO2-levels-can-cause-cognitive-impairment.aspx

cama de los padres, la concentración de CO2 puede aumentar a un ritmo vertiginoso, especialmente si el padre/madre y el niño respiran en estrecha proximidad.

- Diseños modificados: Se ha demostrado que los diseños de cunas más recientes, que garantizan un mejor flujo de aire y una mejor ventilación, minimizan la acumulación de CO2 en los espacios donde duermen los bebés. Un ejemplo común son las cunas para bebés con laterales de malla o aquellas colocadas en habitaciones con mayor flujo de aire, como cerca de ventanas abiertas o rejillas de ventilación. Además, algunos moisés modernos están diseñados con un sistema de ventilación integrado para mantener la circulación de aire durante todo el tiempo que el bebé duerme por la noche.

La importancia de la ventilación nocturna

La cantidad adecuada de ventilación durante el sueño es importante para mantener un entorno de descanso seguro y saludable para los bebés. Una ventilación adecuada ayuda a regular la temperatura y la humedad, al tiempo que elimina el exceso de CO2 y otros gases. Sin el flujo de aire correcto, una habitación puede volverse viciada, con niveles crecientes de dióxido de carbono que pueden interferir con la calidad del sueño y afectar considerablemente el crecimiento cerebral del bebé.

Estrategias para mantener la calidad del aire durante el sueño

Garantiza la ventilación de la habitación:

La circulación del aire puede lograrse con algo tan simple como abrir las ventanas o usar un ventilador en la habitación. Sin embargo, el ventilador no debe soplar directamente sobre el bebé para evitar molestias o posibles problemas respiratorios. La exposición directa al aire frío también puede causar congestión. Si la calidad del aire exterior es deficiente en tu localidad, un purificador de aire con filtro HEPA puede ser de gran ayuda. Algunos modelos también incluyen un sensor de CO2 para proporcionar monitoreo en tiempo real de la calidad del aire dentro de la habitación del bebé.

Monitorea los niveles de CO2:

Invertir en un monitor de CO2 es una forma simple pero eficaz de asegurarte de que la habitación tenga el intercambio de aire adecuado. Idealmente, los niveles de CO2 no deberían superar los 1.000 ppm. Cuanto más bajo sea el número, mejor será para ti y para el bebé. Usar un termómetro ambiental con sensor de humedad también puede ayudar a mantener la calidad del aire adecuada. Un nivel de humedad entre el 50% y el 60% es ideal para prevenir la proliferación de moho y mantener el confort.[2]

---

2. Gutierrez, J. (2025, 17 de marzo). Gestión del nivel ideal de humedad interior para prevenir el crecimiento de moho | GP Inspections.

Ubicación de la cuna:

No cometas el error de colocar la cuna en las esquinas o pegada a las paredes, donde el flujo de aire es escaso. En su lugar, coloca la cuna cerca de una ventana abierta o en el centro de la habitación para mejorar la circulación del aire.

Control de la climatización:

Mantener una temperatura estable en la habitación de alrededor de 68-72 °F o 20-22 °C es ideal para los lactantes. Si la habitación del bebé está demasiado caliente o demasiado fría, el sueño puede verse interrumpido y contribuir al sobrecalentamiento o a la hipotermia, ambos asociados a un mayor riesgo de SMSL (síndrome de muerte súbita del lactante), del que hablamos hace unos párrafos. En zonas con temperaturas extremas, el aire acondicionado o la calefacción pueden ayudar a regular la temperatura de la habitación, pero es importante asegurarse de que el flujo de aire se dirija lejos de la cuna.[3]

Creación de entornos de sueño óptimos: equilibrar seguridad, confort y ventilación

Al diseñar un entorno de sueño para tu bebé, la seguridad, el confort y la ventilación adecuada deben ser las principales consideraciones. El resto es secundario. A continuación, encontrarás algunas pautas detalladas para

---

Guaranteed Property & Mold Inspection. https://www.gpinspect.com/article/humidity-level-to-prevent-mold/

3. Colaborador editorial de WebMD. (2023, 15 de abril). ¿Cuál es la temperatura adecuada de la habitación para un bebé? WebMD. https://www.webmd.com/baby/what-is-the-right-room-temperature-for-a-baby

crear un entorno óptimo en el que el bebé esté seguro y tranquilo.

Primero, la seguridad:

- Colchón firme: Un colchón firme y plano proporciona la superficie de descanso más segura para los lactantes, ya que los colchones blandos pueden aumentar el riesgo de asfixia o SMSL.
- Evitar la ropa de cama blanda: Asegúrate de evitar almohadas, mantas y peluches en la cuna, ya que pueden suponer un peligro de asfixia. Los sacos de dormir o las mantas vestibles son alternativas más seguras para mantener al bebé abrigado y seguro.
- Posición segura para dormir: Los lactantes deben colocarse siempre boca arriba para dormir, ya que esto reduce al mínimo el riesgo de SMSL. Un colchón firme, sin almohadas ni otros objetos, favorece esta postura segura para el niño.

Confort:

- Control de la temperatura: Una temperatura ambiente entre 68-72 °F es ideal para un lactante. Un exceso de calor puede causar sobrecalentamiento, comprometer el confort del niño e impedirle respirar adecuadamente.

- Consideraciones sobre el ruido: Aunque algunas máquinas de ruido blanco pueden ayudar a calmar a los bebés, el ruido excesivo puede, en realidad, alterar los patrones de sueño. Es mejor evitar sonidos fuertes o estridentes durante la hora de dormir. El ruido blanco a bajo volumen o el sonido de un ventilador puede ayudar a enmascarar perturbaciones repentinas que podrían afectar el sueño del niño.
- Iluminación: La oscuridad es importante para promover un buen sueño en los niños. Por lo tanto, considera cortinas opacas para ayudar a mantener la habitación oscura durante las siestas o el sueño nocturno. Es importante porque la oscuridad nos ayuda a liberar melatonina, la hormona responsable de la regulación del sueño.

Ventilación adecuada:

- Posicionamiento de las ventanas: De ser posible, mantén las ventanas ligeramente abiertas para permitir la entrada y circulación de aire fresco. Sin embargo, ten en cuenta la calidad del aire exterior.
- Purificadores de aire: Si es necesario, considera invertir en un purificador de aire con sensor de CO2 para monitorear y regular la calidad del aire en la habitación donde duerme el bebé.
- Control de la humedad: Procura mantener la humedad de la habitación entre el 40% y el

60%. Demasiada humedad también puede causar incomodidad y contribuir a problemas respiratorios. Muy poca humedad puede tener el efecto contrario, resecar la piel y las vías respiratorias del bebé, que son fundamentales para la respiración.

Palabras finales

Crear un entorno de sueño adecuado es importante para garantizar que los lactantes duerman con seguridad y se desarrollen y crezcan correctamente. La calidad del sueño influye de forma significativa en el desarrollo cerebral, el crecimiento físico y el bienestar general, y el entorno en el que duerme el bebé desempeña un papel esencial en ello.

Al comprender eficazmente la ciencia del sueño, la acumulación de CO2 y la importancia de la ventilación, los padres y cuidadores pueden tomar decisiones informadas sobre cómo diseñar un espacio seguro, cómodo y ventilado para sus hijos. Prestar la debida atención a estos factores puede traducirse en patrones de sueño más saludables, un mejor desarrollo cerebral y una menor probabilidad de problemas de salud relacionados con el sueño.

CAPÍTULO 12

ESTRATEGIAS PRÁCTICAS DE PREVENCIÓN PARA PADRES

Garantizar una buena ventilación, especialmente en los primeros años de vida de tu hijo, es crucial para mantener un ambiente interior saludable. La cantidad adecuada de flujo de aire ayuda a reducir los niveles de contaminantes, alérgenos y microorganismos en suspensión en interiores. Estas prácticas favorecen el bienestar general de los niños y otros ocupantes. Aunque la concienciación sobre la ventilación ha aumentado considerablemente en los últimos años, los principios subyacentes siguen siendo esenciales para la salud en general y la prevención de infecciones en los espacios de los niños pequeños.

Autoridades como el Ejecutivo de Salud y Seguridad (HSE) y el Departamento de Educación (DfE) recomiendan que todas las áreas ocupadas en entornos de primera infancia estén adecuadamente ventiladas sin comprometer la comodidad de los entornos de aprendizaje y juego. Todo esto puede lograrse mediante mecanismos de ventilación tanto mecánica como natural. Los sistemas mecánicos deben optimizarse para permitir la entrada de más aire fresco y deben revisarse con regularidad para garantizar que cumplen las normas vigentes. Idealmente, dichos sistemas deberían funcionar con toma de aire exterior al 100% siempre que sea factible, especialmente cuando están confinados a una sola sala y se complementan con aire exterior.

Las técnicas de ventilación natural, como abrir las ventanas, también desempeñan un papel clave. En las zonas que experimentan climas más fríos, se pueden dejar las ventanas ligeramente abiertas para permitir una ventilación continua de fondo y refrescar el aire interior. Ajustes como abrir ventanas altas pueden ayudar a reducir las corrientes, y realizar cambios en la disposición del mobiliario puede favorecer aún más la comodidad al limitar la exposición directa al aire más frío.

Para mantener un espacio cálido y cómodo al tiempo que se mejora la ventilación, pueden emplearse varias estrategias prácticas. Aumentar el flujo de aire cuando las habitaciones están desocupadas, permitir que los niños lleven capas adicionales en interiores y utilizar eficazmente los sistemas de calefacción sin bloquear las rejillas de ventilación son consideraciones importantes que podemos tener en cuenta. En condiciones frías, utilizar aberturas pequeñas y constantes de ventilación, como rejillas de microventilación (trickle vents), puede ser preferible a aberturas grandes que tienden a enfriar rápidamente la habitación. Vestir a los niños de forma adecuada para temperaturas variables también favorece sus niveles de confort.

Con el tiempo, los monitores de CO2 se han convertido en herramientas comunes en los entornos de primera infancia como forma de supervisar la calidad del aire. Los niveles elevados de dióxido de carbono indican que el espacio puede necesitar una ventilación mejorada. Haciendo un buen uso de los monitores de CO2, los ocupantes pueden identificar con mayor facilidad las áreas donde es necesario mejorar el flujo de aire. Cuando los niveles superan los límites recomendados, aumentar la ventilación puede ayudar a garantizar una calidad del aire mejor y más saludable, al tiempo que se asegura un entorno más adecuado para los niños pequeños.

Rutinas y prácticas diarias que pueden ayudar a mantener una calidad del aire óptima

Para garantizar una calidad del aire interior óptima, es esencial adoptar un enfoque holístico que integre prácticas diarias consistentes, mantenimiento regular y conciencia de los factores ambientales externos. Estas acciones abarcan desde la ventilación y la limpieza hasta un uso consciente de los productos, manteniéndose al tanto de los niveles de contaminación exterior. Al consultar con regularidad tu Índice de Calidad del Aire (AQI) mediante recursos como AirNow.gov, puedes adaptar tus rutinas y acciones a las condiciones actuales de calidad del aire, promoviendo un entorno interior más saludable para todos.[1]

---

1. Conceptos básicos del AQI | AirNow.gov. (s.f.). https://www.airnow.

Rutinas y prácticas diarias

Ventilación:

Para mejorar la calidad del aire de tu espacio habitable, es fundamental permitir la entrada de aire fresco. Abre ventanas y puertas durante unos 15-30 minutos cada día, especialmente cuando el aire interior se sienta estancado o si los niveles de contaminación son más altos de lo habitual. Esto ayuda a expulsar contaminantes acumulados, humedad y CO2, renovando así el ambiente interior. En días en los que la calidad del aire exterior es buena, abrir las ventanas con más frecuencia puede ser sumamente beneficioso.

Limpieza:

El polvo y los alérgenos también pueden acumularse rápidamente, especialmente en alfombras, moquetas y elementos tapizados. La limpieza regular con una aspiradora equipada con filtro HEPA ayudará a eliminar polvo, caspa de mascotas y otras partículas que pueden degradar la calidad del aire. Además, limpiar las superficies con frecuencia puede prevenir la acumulación de polvo y evitar que se disperse por el aire. El uso de productos de limpieza no tóxicos y de bajas emisiones reduce aún más la exposición a sustancias químicas perjudiciales.

---

gov/aqi/aqi-basics#:~:text=When%20AQI%20values%20are%20above,also%20has%20a%20specific%20color.

Purificador de aire:

Usar un purificador de aire con filtro HEPA puede mejorar considerablemente la calidad del aire interior, especialmente en áreas de mayor tránsito. Estos purificadores capturan eficazmente partículas finas de polvo, polen, caspa de mascotas y alérgenos y contaminantes en suspensión. Asegúrate de que el purificador tenga el tamaño adecuado para la habitación donde se coloque y manténlo funcionando de forma continua en zonas con mala ventilación o con niveles más altos de contaminantes.

Programa de ventilación:

Además de abrir las ventanas, crear un programa de ventilación es clave. Abrir las ventanas durante varios minutos por la mañana y repetir lo mismo por la tarde-noche puede ayudar a expulsar cualquier acumulación de contaminantes del aire interior. Esto es particularmente útil cuando la calidad del aire exterior es favorable, ya que permite el intercambio de aire interior viciado por aire exterior fresco. Si vives en un lugar con cambios rápidos de temperatura, ventilar durante las horas más cálidas del día puede ayudar a mantener el confort.

Uso de productos:

Al comprar productos de limpieza u otros productos domésticos que puedan emitir vapores intensos, es fundamental asegurar una ventilación adecuada. Abrir las ventanas o usar un ventilador para ayudar a despejar el aire de sustancias químicas potencialmente dañinas puede ser de gran ayuda. Esto es especialmente cierto cuando se usan productos como pinturas, barnices o limpiadores en aerosol que liberan compuestos orgánicos volátiles (COV), los cuales pueden afectar negativamente la salud.

Plantas de interior:

Algunas plantas de interior, como la planta araña (cinta), el lirio de la paz y el aloe vera, pueden purificar el aire de manera natural. Estas plantas pueden absorber toxinas nocivas mientras liberan oxígeno, creando así un ambiente interior más saludable. El cuidado regular es importante para mantener su capacidad de purificación del aire, así que asegúrate de regar y quitar el polvo de tus plantas con frecuencia para mantenerlas sanas y funcionales.

Control de humedad:

Los niveles de humedad también desempeñan un papel crucial en el mantenimiento de la calidad del aire interior. En ambientes secos, el aire puede volverse excesivamente seco, lo que irrita el sistema respiratorio. Usar un humidificador ayuda a mantener niveles de humedad equilibrados, especialmente durante el invierno, cuando los sistemas de calefacción interior resecan el aire. Sin embargo, es importante evitar humidificar en exceso, ya que la humedad excesiva puede provocar la proliferación de moho.

Ejercicio al aire libre:

Antes de realizar actividades físicas al aire libre, es importante consultar el Índice de Calidad del Aire (AQI) de tu zona. En días en que los niveles de contaminación sean altos, considera ajustar tu rutina para evitar la exposición al aire exterior nocivo. Si la contaminación es más alta de lo habitual, prueba ejercicios en interiores como yoga o aeróbic, u opta por actividades en zonas con mejor calidad del aire, como parques con abundante vegetación.

Reducir el uso del automóvil:

Reducir el uso del automóvil ayuda a disminuir las emisiones de los vehículos que provocan mala calidad del aire. Estas emisiones pueden entrar en nuestro hogar y afectar nuestra salud. Caminar, ir en bicicleta o compartir automóvil son alternativas sostenibles que no solo reducen la contaminación del aire, sino que también contribuyen a cuidar tu salud. Usar el transporte público es otra forma eficaz de minimizar tu huella de carbono mientras reduces la contaminación asociada al tráfico.

Repostar el vehículo estratégicamente:

Al repostar tu vehículo, procura hacerlo cuando los niveles de ozono suelen ser más bajos, como a primera hora de la mañana o a última hora de la tarde. En esos momentos, el aire es más fresco y los niveles de contaminación tienden a ser menos extremos, lo que reduce el impacto ambiental del repostaje.

Programas y procedimientos específicos

Mantenimiento del purificador de aire:

El mantenimiento regular del purificador de aire es importante para garantizar su eficacia. Sigue las recomendaciones del fabricante para el reemplazo del filtro. Esto debe hacerse cada 6-12 meses, según el uso. Si notas una reducción del flujo de aire o un aumento de los síntomas de alergia o asma, es probable que sea momento de cambiar el filtro.

Programa de limpieza:

Establece una rutina de limpieza regular para evitar la acumulación de polvo, la suciedad y los alérgenos. Asegúrate de limpiar superficies, alfombras y tapicerías al menos una vez por semana utilizando productos de limpieza de bajas emisiones. Esta rutina ayudará a minimizar la acumulación de partículas nocivas en tu hogar, a la vez que promueve un ambiente de vida más saludable.

Programa de ventilación:

Un programa de ventilación debería formar parte de tu

rutina. Abrir las ventanas unos minutos por la mañana y por la noche, especialmente en días con buena calidad del aire exterior, te ayuda a mantener el intercambio de aire fresco sin una disminución considerable de la temperatura interior. Ten en cuenta el clima y ajusta la duración de la ventilación para mantener el confort.

Mantenimiento de HVAC (calefacción, ventilación y aire acondicionado):

Tus sistemas de calefacción, ventilación y aire acondicionado desempeñan un papel clave en el mantenimiento de una buena calidad del aire interior. Asegúrate de programar un mantenimiento regular para tu sistema HVAC, que incluya la limpieza y el reemplazo de filtros, y de verificar que el sistema de ventilación funcione correctamente. Las revisiones periódicas ayudan a prevenir la acumulación de polvo y moho dentro de los conductos y también garantizan un flujo de aire limpio y eficiente en todo tu espacio interior.

Cuidado de las plantas de interior:

Cuidar tus plantas de interior es importante para mantener la calidad del aire dentro de la casa. Asegúrate de quitarles el polvo y regarlas con regularidad para mantenerlas en óptimas condiciones. Las plantas sanas continuarán purificando el aire al absorber toxinas y liberar oxígeno, lo que contribuye a un mejor ambiente dentro de tu hogar.

Pruebas de radón:

Presta atención a esto. El radón es un gas radiactivo de origen natural y puede acumularse en espacios cerrados, lo que supone graves riesgos para la salud. En áreas conocidas por tener alto potencial de radón, es importante medir los niveles de radón en tu hogar. Si los niveles de radón son altos, toma medidas inmediatas para minimizar la exposición. Puedes, por ejemplo, sellar grietas en suelos y paredes o instalar un sistema de mitigación de radón.

Prevención del moho y los hongos:

El moho y los hongos pueden vivir y crecer en ambientes húmedos y afectan significativamente la calidad del aire interior. Para prevenir el crecimiento de moho, asegúrate de abordar cualquier problema de humedad en tu hogar, como filtraciones o exceso de humedad. Puedes usar deshumidificadores, reparar fugas y asegurar una ventilación adecuada en áreas como baños y sótanos. Esto puede ayudar a mantener a raya el moho y los hongos, promoviendo así un ambiente interior más saludable. Recuerda: el moho y los hongos afectan no solo tu salud, sino también la de tus hijos y además comprometen la integridad estructural de tu vivienda.

Monitoreo de CO2

Para monitorear los niveles de CO2 en tu hogar, puedes usar un monitor de CO2 dedicado o un monitor de calidad del aire que incluya un sensor de CO2. Estos dispositivos ofrecen lecturas en tiempo real y muchos modelos disponibles en el mercado pueden enviar alertas cuando los niveles de CO_2 superan un umbral. Comprender los niveles típicos de CO_2 y sus fluctuaciones en función de diferentes factores, como la ocupación, las actividades y la ventilación, te permitirá gestionar mejor la calidad del aire interior.

Al elegir un dispositivo para monitorear los niveles de CO_2, tienes dos opciones principales, es decir, monitores de CO_2 dedicados y monitores de calidad del aire. Los monitores de CO_2 dedicados están diseñados para medir CO_2 y la mayoría suelen incluir funciones adicionales como registro de datos y alertas. Algunos monitores de calidad del aire incorporan sensores de CO_2 junto con sensores de otros contaminantes y factores ambientales, ofreciendo una visión integral de la calidad del aire interior.

La colocación del monitor es clave para asegurar lecturas precisas. Idealmente, debe situarse en un lugar central de la habitación, alejado de ventanas, puertas y rejillas, y a al menos dos metros de cualquier fuente potencial de CO_2, como llamas abiertas. Además, colocar el monitor a la altura de la cabeza, entre 1 y 2 metros del suelo, ayuda a garantizar que mida el aire que respiras en lugar del aire cerca del suelo o del techo, donde el CO_2 puede no estar suficientemente concentrado.

La calibración y el mantenimiento adecuados son importantes para obtener lecturas correctas de tu monitor de CO_2. Asegúrate siempre de seguir las instrucciones del fabricante tanto para la configuración como para el mantenimiento. También es fundamental tomar lecturas periódicas, especialmente en momentos en que la habitación esté muy ocupada, ya que los niveles de CO2 pueden fluctuar a lo largo del día.

En cuanto a la interpretación de las lecturas, los niveles de CO2 entre 400 y 1.000 partes por millón se consideran generalmente aceptables para ambientes interiores. Si los niveles superan los 1.000 ppm, esto puede indicar que el espacio está mal ventilado y necesita más aire fresco para reducir la concentración de CO2. Los niveles de CO2 pueden elevarse debido a un aumento de la ocupación, a mayor actividad física o al uso de aparatos de combustión como estufas o calefactores, todos los cuales liberan cantidades considerables de CO2 en el aire.[2]

Si observa niveles de CO2 constantemente altos, es importante tomar medidas para mejorar la ventilación. Un enfoque sencillo es abrir las ventanas o usar extractores de aire para incorporar aire fresco. Aunque los purificadores de aire pueden mejorar la calidad del aire al eliminar partículas y gases, no eliminan el CO2, por lo que aumentar la ventilación suele ser el medio más eficaz para minimizar los niveles de CO2. En casos más serios, puede considerar utilizar un sistema de ventilación para toda la vivienda que aporte aire fresco de forma continua a su hogar, mejorando aún más la calidad del aire.

---

2. Kane International. (s.f.). ¿Cuáles son los niveles seguros de CO y CO_2 en las habitaciones? | Kane International Limited. Kane International Limited. https://www.kane.co.uk/knowledge-centre/what-are-safe-levels-of-co-and-co2-in-rooms

Palabras finales

Dar prioridad a estrategias prácticas, desde asegurar una ventilación constante y mantener rutinas de limpieza hasta tomar decisiones informadas sobre los productos del hogar y monitorear la calidad del aire con herramientas como monitores de CO2 y estar al tanto del Índice de Calidad del Aire (AQI) exterior, constituye una sólida defensa contra los contaminantes del aire interior.

Al integrar estos hábitos diarios y cumplir con los calendarios de mantenimiento recomendados, los padres pueden cultivar espacios de vida más saludables para sus hijos, lo que contribuye a su bienestar a la vez que sienta las bases de un futuro más saludable.

CAPÍTULO 13

IMPLICACIONES ECONÓMICAS DE LA CRISIS DEL AUTISMO

Gestionar el aspecto financiero del tratamiento del autismo puede resultar sumamente abrumador para las familias. El costo promedio suele variar y está influido por el tipo e intensidad de la terapia, el lugar donde vive la familia y las necesidades individuales del niño con autismo. Todos estos factores contribuyen colectivamente al costo total y hacen importante que los padres planifiquen de forma eficaz.

La intervención temprana desempeña un papel clave en el acompañamiento de niños con autismo. La investigación muestra que identificar el TEA de manera temprana puede allanar el camino para mejoras significativas, especialmente en la comunicación. De hecho, alrededor de dos tercios de los niños en edad preescolar con autismo muestran progresos en las habilidades lingüísticas si reciben intervención temprana, especialmente cuando acceden al tipo adecuado de terapia del lenguaje (logopedia). La fisioterapia (terapia física) también es beneficiosa si se inicia pronto y ayuda a los niños a desarrollar habilidades motoras como caminar, coordinar y mantener el equilibrio. Aunque los servicios de intervención temprana pueden ser costosos, las ganancias a largo plazo justifican la inversión.

Existen diversas terapias para personas con TEA y cada una ofrece un enfoque diferente. Por ejemplo, el Análisis de Conducta Aplicado (ABA) se utiliza ampliamente para fomentar conductas positivas, promover habilidades sociales y enseñar a los niños a aplicar lo que han aprendido a través de su experiencia. Por su parte, la terapia ocupacional (TO) ayuda a los niños a desarrollar habilidades motoras finas necesarias para actividades diarias como vestirse, escribir o usar utensilios y también aborda problemas de procesamiento sensorial.

También está la terapia del lenguaje, que dirigen profesionales titulados en trastornos del habla y del lenguaje (logopedas/fonoaudiólogos). Esta terapia es esencial para mejorar la comunicación en personas autistas. Ayuda a los niños a expresarse y es más efectiva cuando se integra en el sistema de apoyo más amplio del niño, que incluye docentes, cuidadores y compañeros. La fisioterapia se centra en mejorar las habilidades motoras gruesas y la integración sensorial y aborda específicamente desafíos relacionados con el movimiento, la postura y el equilibrio.

Si bien cada una de estas terapias ofrece un conjunto único de beneficios que desempeñan un papel clave en el desarrollo del niño, los costos asociados pueden acumularse con rapidez. Comprender y anticipar dichos gastos es un paso crucial para tomar decisiones informadas sobre la atención de su hijo. Para un análisis detallado de las consideraciones financieras de cada tipo de terapia, las familias deben explorar recursos centrados específicamente en los costos del tratamiento del autismo.

Factores que afectan el costo de la terapia

Comprender los factores que influyen en el costo del tratamiento del autismo permite a las familias prepararse mejor para las responsabilidades financieras que conlleva cuidar a un ser querido con autismo.

Un factor clave es la duración e intensidad de la terapia. La mayoría de las terapias, incluidas el análisis de conducta aplicado, la terapia del lenguaje y la terapia ocupacional, se cobran por hora. Cuantas más horas necesite un niño cada semana, mayor será el costo total. Por ejemplo, la terapia ABA suele costar entre 120 y 150 dólares por hora. Sin seguro, este monto puede alcanzar entre 240 y 600 dólares por día, o incluso 20.000 dólares al mes en algunos casos.[1]

En promedio, las familias de niños autistas pueden llegar a gastar hasta 17.000 dólares anuales en intervenciones conductuales, y casi el 25 % de las familias gasta 30.000 dólares o más cada año.

Otro factor es la pericia del terapeuta y el lugar donde se prestan estos servicios. Los terapeutas con formación especializada suelen cobrar tarifas más altas. La terapia del lenguaje, por ejemplo, puede costar entre 100 y 250 dólares por hora, y la terapia ocupacional puede ir de 100 a 200

---

1. El costo de la terapia ABA para el autismo. (s.f.). https://www.mastermindbehavior.com/post/cost-of-aba-therapy-for-autism

dólares, según la experiencia del terapeuta, así como las diferencias de precios regionales.[2]

La ubicación también desempeña un papel importante en la determinación del costo del tratamiento. Los servicios en algunas grandes ciudades o áreas de alto costo tienden a ser más caros que los ofrecidos en comunidades rurales. Además de la terapia, el costo total de la atención del autismo puede incluir atención sanitaria, servicios de apoyo y recursos educativos, y todos estos costos pueden variar ampliamente entre países y regiones.

Al planificar el tratamiento del autismo, es esencial que las familias tengan en cuenta todos estos factores para encontrar una atención eficaz y asequible que satisfaga las necesidades de su hijo.

Desglose de costos

Al hablar del costo promedio del tratamiento del autismo, las familias suelen considerar varias terapias centrales. Las más comunes en este sentido son el Análisis de Conducta Aplicado (ACA), la terapia del lenguaje y la terapia ocupacional. Cada uno de estos tratamientos tiene su propia estructura de precios y factores que influyen en el costo.

Análisis de Conducta Aplicado (ACA)

El Análisis de Conducta Aplicado es una de las terapias

---

2. Costo de la terapia para el autismo en Nueva Jersey. (s.f.). https://www.mastermindbehavior.com/post/autism-therapy-cost

más comunes para niños con autismo. Su costo puede variar mucho, pero el gasto anual promedio se sitúa entre 40.000 y 60.000 dólares. Muchas familias tienden a gastar alrededor de 17.000 dólares al año en intervenciones conductuales y aproximadamente una cuarta parte de ellas gasta 30.000 dólares o más. Por hora, el ABA suele costar entre 120 y 150 dólares. Sin seguro, los costos diarios pueden llegar hasta 600 dólares, los totales semanales hasta 4.800 dólares y los gastos mensuales pueden superar los 20.000 dólares.

Terapia del lenguaje

La terapia del lenguaje es otra opción importante en el tratamiento del autismo. El costo de una sola sesión puede oscilar entre 100 y 250 dólares. Sin embargo, todo depende de la pericia del terapeuta y de la ubicación. Una terapia del lenguaje temprana y constante puede allanar el camino para mejoras significativas. Según estudios, dos de cada tres niños en edad preescolar con TEA tienden a mejorar sus habilidades de comunicación con un tratamiento temprano.

Terapia ocupacional

La terapia ocupacional permite a una persona con autismo desarrollar habilidades motoras, a la vez que la ayuda con las tareas cotidianas. El costo promedio se sitúa entre 100 y 200 dólares por hora, con tarifas que dependen de la ubicación, la duración de la sesión y las cualificaciones del terapeuta. Estos servicios pueden estar disponibles a través de escuelas, proveedores privados o incluso algunos programas de intervención temprana. Algunas familias pueden reunir los requisitos para la cobertura mediante seguros privados o Medicaid.[3]

Tratamientos adicionales

Aunque la terapia representa una gran parte de los costos del tratamiento del autismo, las familias también deben considerar los gastos extra que la acompañan. Estos gastos pueden incluir intervenciones dietéticas y apoyo educativo, que pueden incrementar significativamente la carga financiera de la familia del niño.

Intervenciones dietéticas

Las intervenciones dietéticas pueden ir desde cambios menores en la dieta hasta planes más especializados y estructurados. Los costos pueden ir de 50 a 2.000 dólares al mes, sin incluir el precio de los alimentos. Gestionar todos estos gastos requiere una planificación cuidadosa y la orientación de un profesional de la salud o un nutricionista para asegurarse de que la dieta elegida sea segura y eficaz al mismo tiempo.

---

3. Costos de intervención para el autismo. (s.f.). https://www.mastermindbehavior.com/post/autism-intervention-costs

Apoyo educativo

El apoyo educativo es otra parte crucial, aunque costosa, del tratamiento del autismo. Esto puede incluir programas de educación especial, tutorías privadas y sesiones de terapia. Según Total Care ABA, las familias pueden afrontar costos médicos adicionales que van de 4.110 a 6.200 dólares por año. Algunas intervenciones educativas, como el Preschool Autism Communication Trial (ensayo sobre comunicación en autismo en edad preescolar), pueden generar ahorros a largo plazo. Aunque pueda ser más costoso al inicio, con el tiempo puede reducir las necesidades de cuidados no remunerados, aliviando así la carga financiera.[4]

Opciones de ayuda financiera

Comprender el costo promedio del tratamiento del autismo puede ser un desafío. Sin embargo, existen varias opciones y recursos de ayuda financiera que pueden contribuir a reducir la carga.

Una opción viable son los Programas de Exención de Medicaid, también conocidos como Servicios Domiciliarios y Basados en la Comunidad 1915(c). Estos programas suelen cubrir servicios esenciales como tratamientos médicos, transporte, atención en el hogar y servicios de respiro (descanso para cuidadores). Están diseñados

4. Kesherim, R. (2025, 5 de marzo). ¿Está el autismo cubierto por el seguro de salud?: Beneficios y cobertura. https://www.totalcareaba.com/autism/is-autism-covered-by-health-insurance

específicamente para apoyar a las personas con autismo a vivir de manera más independiente.

Otro programa es el Seguro de Ingreso Suplementario (SSI). Este programa proporciona hasta 791 dólares al mes para niños elegibles. La mayoría de los estados también ofrecen prestaciones de Medicaid para los niños que cumplen los requisitos. La elegibilidad se basa en factores como la gravedad de la condición del niño y los ingresos de la familia. Por ejemplo, un hogar monoparental debe percibir menos de 3.301 dólares mensuales, mientras que un hogar biparental debe mantenerse por debajo de 4.095 dólares para calificar.

Las deducciones y los créditos fiscales también pueden ayudar a las familias a gestionar los gastos relacionados con el autismo. Los costos médicos que superen el 7,5 % de los ingresos brutos del hogar pueden deducirse de los impuestos federales. Esto puede incluir costos de terapia, visitas al médico, medicamentos e incluso los desplazamientos. Además, el Crédito por Cuidado de Hijos y Dependientes (Child and Dependent Care Credit) proporciona hasta 3.000 dólares por dependiente o 6.000 dólares en total para las familias que pagan cuidado infantil mientras trabajan o buscan trabajo. Este crédito cubre servicios como programas extraescolares y campamentos diurnos.[5]

---

5. ¿Qué es el Crédito Fiscal por Cuidado de Niños y Dependientes? (2025, 31 de enero). Fidelity. https://www.fidelity.com/learning-center/smart-money/child-and-dependent-care-tax-credit#:~:text=If%20you%20have%201%20qualifying,how%20many%20dependents%20you%20have

También existen varias subvenciones comunitarias y programas de apoyo disponibles para las familias que pagan tratamientos para el autismo. La Fundación United Healthcare para Niños (UHCCF) ofrece subvenciones para familias cuyos seguros médicos privados no cubren los gastos médicos. Estas subvenciones pueden ayudar a pagar terapias para el autismo, así como el equipo necesario.

El Programa de Subvenciones MyGOAL para Autismo ofrece subvenciones anuales a familias de Estados Unidos con hijos menores de 18 años con autismo. Estas subvenciones pueden utilizarse para terapia, apoyo educativo o programas de enriquecimiento que no necesariamente están cubiertos por los seguros o las escuelas, ayudando así a cubrir los vacíos de financiación.[6]

Las cuentas 529A, también llamadas cuentas ABLE, se crearon en virtud de la ley Achieving a Better Life Experience (ABLE). Estas cuentas patrocinadas por los estados ayudan a las familias a ahorrar hasta 15.000 dólares al año para gastos a largo plazo relacionados con la discapacidad sin perder su elegibilidad para prestaciones públicas como Medicaid o SSI (Ingreso de Seguridad Suplementario). Aunque no son deducibles a nivel federal, algunos estados suelen ofrecer ventajas fiscales por las aportaciones.

En conjunto, estas herramientas financieras, programas gubernamentales, beneficios fiscales, subvenciones y cuentas de ahorro pueden reducir significativamente los

---

6. Programa de becas MyGOAL para el autismo. (s.f.). MyGOAL. https://mygoalinc.org/mygoal-autism-grant-program/

costos de bolsillo del tratamiento del autismo. Con la planificación y el apoyo adecuados, las familias pueden gestionar con mayor facilidad el aspecto financiero del cuidado de una persona con autismo.

Palabras finales

El impacto económico del tratamiento del autismo es significativo. Sin embargo, con planificación temprana y conocimiento de los recursos disponibles, a las familias les resultará más sencillo afrontar los retos financieros. Desde los costos de la terapia hasta las necesidades de cuidado adicionales, y desde los programas de asistencia pública hasta las subvenciones comunitarias, existen diversas opciones que pueden aliviar esta carga. Empoderar a las familias con conocimiento y apoyo es clave para garantizar que cada niño y niña con autismo tenga la oportunidad de vivir una vida saludable.

CAPÍTULO 14

BARRERAS AL CAMBIO EN LA PRÁCTICA MÉDICA

La educación médica moderna, aunque exhaustiva en muchos aspectos, a menudo se queda corta, especialmente a la hora de incorporar los determinantes ambientales de la salud en su plan de estudios. Si la observamos históricamente, nos daremos cuenta de que el enfoque siempre ha permanecido en los aspectos biológicos y clínicos de la enfermedad. Esto incluye elementos como la patología, el diagnóstico y los tratamientos farmacológicos. Como resultado, deja poco o ningún espacio para explorar cómo las exposiciones ambientales, las condiciones socioeconómicas y el cambio climático pueden afectar la salud humana.

Si analizamos esta situación de forma más sistemática, podremos identificar tres barreras constantes para la enseñanza de la salud pública y la salud ambiental en los programas de grado en medicina. Estas barreras incluyen un plan de estudios sobrecargado, la falta de consenso y debate sobre qué constituye contenido esencial, así como un apoyo institucional insuficiente.

¿A qué aluden estas barreras? La verdad es que estos problemas reflejan una resistencia sistémica más amplia al cambio dentro del ámbito académico médico. Aunque el cambio es la única constante, en la educación médica los cambios no suelen producirse con rapidez. Como resultado, el plan de estudios se anquilosa y no se genera tanta investigación nueva como debería. Y ese es solo uno de los muchos problemas.

Otro problema común en la academia médica moderna es que muchos planes de estudio se diseñan con un enfoque centrado en la enfermedad, lo cual está bien, pero hay que hacer más. En consecuencia, no se reconoce el hecho de que la prevención a menudo comienza por comprender el entorno del paciente, que abarca desde la calidad del aire y del agua hasta las condiciones de vivienda y los riesgos laborales.

Junto a estos desafíos, existe también una escasez generalizada de profesorado formado en alfabetización en salud ambiental. Sin docentes capacitados para impartir esta materia interdisciplinaria, las facultades de medicina suelen tener dificultades para ofrecer una educación eficaz en este ámbito. Esta brecha educativa conduce a una generación de profesionales de la salud quizá menos preparados para reconocer o abordar los factores ambientales que contribuyen a la enfermedad. Ya sea la exposición al plomo en la infancia o las enfermedades relacionadas con el calor en las personas mayores, persiste una brecha entre lo que es y lo que debería ser.

Influencia de la industria farmacéutica en la investigación y el tratamiento

Es bien sabido que la industria farmacéutica ejerce una influencia considerable sobre la investigación médica, las guías clínicas y las decisiones terapéuticas. Desde 1999 hasta 2018, las farmacéuticas gastaron alrededor de 4.700 millones de dólares en cabildeo ante el gobierno federal de Estados Unidos, con un promedio anual de 233 millones de dólares. Este poder financiero otorga a la industria una voz destacada para moldear la política sanitaria y las prioridades de financiación.[1]

Esta influencia a menudo resulta en un enfoque sesgado hacia los tratamientos farmacológicos de alta rentabilidad, relegando la investigación sobre estrategias de prevención o las causas ambientales de la enfermedad. Por ejemplo, el desarrollo y la promoción de fármacos como el orforglipron de Eli Lilly para la pérdida de peso ilustran un patrón general. La inversión de la industria suele priorizar el tratamiento de los síntomas de las enfermedades crónicas en lugar de abordar sus causas de raíz. Estas causas a veces son industriales y, en otras ocasiones, se relacionan con los estilos de vida de las personas.

Además, el patrocinio farmacéutico de congresos médicos, estudios de investigación e incluso cursos de educación médica continua puede generar conflictos de

---

1. Wouters, O. J. (2020). Gastos en cabildeo y contribuciones de campaña por la industria farmacéutica y de productos de salud en Estados Unidos, 1999-2018. *JAMA Internal Medicine, 180*(5), 688. https://doi.org/10.1001/jamainternmed.2020.0146

interés que, de forma sutil, orientan la práctica clínica. Es posible que los médicos estén más familiarizados con soluciones farmacológicas que con determinantes estructurales de la salud como los desiertos alimentarios, las exposiciones tóxicas o las condiciones de vivienda deficientes. Esta dinámica da lugar a un modelo de atención sanitaria reactivo, en lugar de uno proactivo o preventivo.

Desafíos para implementar enfoques basados en la prevención

La transición de un sistema de salud centrado en el tratamiento a uno orientado a la prevención plantea diversos desafíos estructurales y culturales. A pesar de la creciente evidencia que respalda la eficacia de la medicina preventiva, a menudo se pasa por alto y no recibe el énfasis adecuado ni en la formación ni en la práctica.

Planes de estudio sobrecargados

La enorme cantidad de material que el estudiantado de medicina debe dominar deja poco espacio para la prevención o la salud ambiental. Incluso cuando se incluyen estos temas, a menudo aparecen como optativas o módulos aislados en lugar de componentes integrales del plan de estudios básico. Es muy importante que las universidades, las autoridades competentes y las partes interesadas pertinentes comprendan la importancia de estas materias. Deben utilizar su influencia para establecer normas que subrayen la relevancia de los cursos sobre salud ambiental y prevención.

Falta de experiencia del profesorado

Es una situación lamentable, pero es la cruda realidad. Quienes deben impartir formación a los futuros expertos no poseen las capacidades adecuadas. Sin docentes bien versados en salud pública o ciencias ambientales, estas materias tienden a enseñarse de manera superficial o, directamente, a no enseñarse. Esta falta de experiencia alimenta un problema cíclico. El personal docente no puede enseñar aquello en lo que no ha sido formado y los nuevos graduados no están equipados con las habilidades y recursos necesarios para abordar los factores ambientales en su labor clínica. En conjunto, esto crea una situación muy desalentadora no solo para la academia médica, sino también para la salud y el bienestar de la población general, que acude a médicos y profesionales de la salud en busca de ayuda y apoyo.

Resistencia institucional

Es hora de que las instituciones dejen atrás métodos y pedagogías de enseñanza añejos y consideren seriamente los problemas de salud modernos y sus soluciones. Muchas instituciones médicas siguen ancladas en modelos tradicionales de educación y prestación de atención sanitaria. Con el paso del tiempo, los problemas de salud evolucionan y también deben hacerlo nuestras formas de abordarlos. Confiar en investigación obsoleta ya no basta. La financiación de la investigación, el prestigio y la productividad clínica suelen depender de la especialización y de las intervenciones de alta tecnología, no de los resultados de la prevención, más lentos y menos tangibles. Se trata de dejar lo viejo y abrazar lo nuevo. Este dilema institucional puede poner en riesgo los esfuerzos necesarios para priorizar enfoques más holísticos de la salud.

Sistemas de reembolso

Aunque el sistema médico actual presenta grandes problemas, uno de los mayores es el deficiente sistema de reembolso. Los modelos actuales de reembolso sanitario suelen incentivar los procedimientos y las intervenciones farmacológicas por encima de actividades como el asesoramiento, la prevención o las evaluaciones ambientales, lo que no solo perjudica a los pacientes, sino que también menoscaba el nivel global de las comunidades médicas y académicas. Este desincentivo económico desalienta a los médicos de invertir tiempo en la atención preventiva. En consecuencia, se inclinan más por el tratamiento y la medicación que por abordar la causa raíz de los problemas.

Estrategias para integrar los factores ambientales en la educación y la práctica médicas

A pesar de estos desafíos, también existen estrategias prometedoras que pueden facilitar la integración de la salud ambiental en la educación médica, así como en la práctica:

Rediseño del plan de estudios

Las facultades de medicina deberían dedicar tiempo y recursos a integrar temas de salud ambiental en asignaturas existentes, incluidas pediatría, medicina interna y salud comunitaria. En lugar de tratarlos como complementos o materias optativas, dichos contenidos deberían formar parte de las asignaturas obligatorias. Por ejemplo, las lecciones sobre enfermedades respiratorias pueden incluir debates sobre la contaminación del aire, mientras que los módulos de dermatología pueden explorar los impactos en la salud del cambio climático y la exposición a los rayos UV.

Desarrollo del profesorado

Invertir en programas de formación docente, talleres y colaboraciones interdisciplinarias puede mejorar considerablemente el nivel de la educación en salud ambiental. Además, las alianzas con escuelas de salud pública o departamentos de ciencias ambientales pueden ser especialmente eficaces para construir esta capacidad y ayudar a que evolucione hasta convertirse en un cuerpo docente establecido.

Apoyo institucional

Como cualquier otra iniciativa, la enseñanza de los

factores ambientales en las facultades de medicina puede ser mucho más efectiva cuando existe apoyo institucional. En algunos casos, el compromiso del liderazgo con el cambio a largo plazo es imprescindible. Las facultades de medicina y los hospitales universitarios deben asignar recursos, tanto financieros como logísticos, para respaldar la innovación curricular, la contratación de profesorado y la colaboración interdepartamental, que es de enorme importancia en el mundo competitivo de hoy. Los organismos de acreditación también pueden desempeñar un papel poderoso al exigir competencias en alfabetización en salud ambiental.

Incidencia en políticas públicas

Los profesionales de la salud pueden desempeñar un papel clave abogando por reformas educativas a nivel nacional e institucional. Organizaciones como la Asociación de Facultades de Medicina de Estados Unidos (AAMC, por sus siglas en inglés) y la Fundación Nacional para la Educación Ambiental (NEEF) pueden servir como aliadas en la promoción de cambios sistémicos en este ámbito. Además, alinear la educación médica con los objetivos de desarrollo sostenible y los marcos de acción climática puede fortalecer el argumento para integrar contenidos ambientales en la formación.

Aprendizaje basado en la comunidad

Alentar a estudiantes y profesionales más jóvenes a

participar en proyectos de salud comunitaria centrados en la justicia ambiental o la sostenibilidad ayuda a desarrollar una comprensión del mundo real de estas cuestiones. Este aprendizaje experiencial mejora las competencias y cultiva un sentido de responsabilidad social entre quienes serán los líderes de opinión y expertos del mañana.

Palabras finales

Abordar las barreras al cambio en la práctica médica, especialmente las relacionadas con la salud ambiental, requiere un enfoque coordinado y multifacético. La educación médica debe evolucionar más allá de un modelo biomédico hacia uno que abarque todo el espectro de determinantes que influyen en la salud.

A través de la reforma curricular, el desarrollo del profesorado, el apoyo institucional y la incidencia, se puede preparar a los futuros médicos para afrontar la creciente carga de enfermedades vinculadas al ambiente y las responsabilidades que conllevan. Solo mediante la integración de estas dimensiones en la educación y la práctica, el sistema sanitario podrá ser verdaderamente preventivo, equitativo y capaz de responder a los crecientes desafíos de la época actual.

CAPÍTULO 15

REFORMA DE POLÍTICAS PARA LA PREVENCIÓN

Es un hecho bien conocido que la calidad del aire interior (CAI) afecta la salud, el nivel de confort y la productividad de los ocupantes de los edificios. Con el tiempo, los códigos y normas de construcción han evolucionado para abordar cuestiones relacionadas con la ventilación, la exposición a contaminantes y la eficiencia energética. A medida que el conocimiento científico sigue creciendo y los objetivos ambientales cambian, dichas regulaciones continúan modificándose y, al hacerlo, influyen en la manera en que se diseñan e instalan los sistemas HVAC (calefacción, ventilación y aire acondicionado).

A comienzos de 1900, surgieron preocupaciones sobre la propagación de enfermedades transmitidas por el aire, lo que llevó a la introducción de requisitos básicos de ventilación. Los primeros códigos de construcción promovían la ventilación natural mediante algunas características clave, como ventanas practicables y techos más altos. Sin embargo, con el paso del tiempo, a medida que las ciudades se expandieron y los edificios se volvieron más sellados, los sistemas de ventilación mecánica se hicieron esenciales para mantener la calidad del aire interior. Aunque estos sistemas no eran tan eficaces como la ventilación natural, cumplían su función.

Durante la década de 1970, la escasez de energía se volvió más común y este nuevo contexto impulsó esfuerzos para que los edificios fueran más eficientes energéticamente al hacer más hermética su envolvente. Si bien esto mejoró la conservación de energía, también desempeñó un papel clave en la reducción de la ventilación, contribuyendo aún más a problemas como el síndrome del edificio enfermo y un aumento considerable de los contaminantes interiores. A raíz de estos desafíos, se intensificó la necesidad de regulaciones que equilibraran el ahorro energético con una ventilación adecuada. Esto condujo además a la creación de la Norma ASHRAE 62 en 1970 para definir requisitos mínimos de ventilación.

Con el tiempo, las directrices de CAI se ampliaron gradualmente para abordar no solo la ventilación, sino también la filtración de aire y el control de contaminantes. Medidas como la adopción de filtros HEPA y las clasificaciones MERV mejoraron la capacidad de filtrar partículas en el aire. Organizaciones como la EPA (Agencia de Protección Ambiental) y la OSHA (Administración de Seguridad y Salud Ocupacional) empezaron a fijar límites a la exposición en el lugar de trabajo a productos químicos peligrosos y partículas, mejorando así los estándares generales de calidad del aire.

Las normas de CAI actuales están estrechamente

vinculadas a los objetivos de sostenibilidad, con certificaciones como LEED (Liderazgo en Energía y Diseño Ambiental) y la Certificación WELL, que promueven el uso de materiales de bajas emisiones, la filtración avanzada y el monitoreo en tiempo real. Estándares como el Código Internacional de Mecánica y la Norma ASHRAE 62.1 se actualizan periódicamente para reflejar la investigación vigente sobre ventilación y tecnología HVAC eficiente en energía.

A medida que las regulaciones de CAI continúan evolucionando, los profesionales de HVAC deben mantenerse al tanto de las últimas tendencias, garantizando así el cumplimiento. Esto incluye implementar ventilación controlada por demanda, elegir filtros de alta eficiencia y realizar un mantenimiento regular del sistema para mantener la calidad del aire interior.

Cambios de política para abordar los problemas de ventilación

La EPA (Agencia de Protección Ambiental) de EE.UU. ha publicado una guía revisada para mejorar la calidad del aire interior con el fin de limitar la transmisión de virus respiratorios comunes en viviendas, escuelas, lugares de trabajo y otros entornos interiores. Estas actualizaciones incorporan algunos de los hallazgos científicos más recientes y se alinean perfectamente con las recomendaciones de ventilación de los Centros para el Control y la Prevención de Enfermedades (CDC).

Según Joseph Goffman, administrador adjunto de la

Oficina de Aire y Radiación de la EPA, estas directrices revisadas servirán como un recurso clave para reducir al mínimo la propagación de enfermedades respiratorias en espacios cerrados. Considera que mejorar la calidad del aire interior es sumamente importante para proteger la salud, junto con las vacunaciones, la higiene de manos y otras acciones preventivas.

Las recomendaciones actualizadas ofrecen un enfoque integral para la prevención de virus, haciendo hincapié en mejorar la ventilación mediante medidas como abrir ventanas y puertas. La guía también sugiere mejorar los filtros de los sistemas HVAC, usar purificadores de aire portátiles y hacer funcionar ventiladores para aumentar la circulación del aire, al tiempo que se emplean extractores o ventiladores de ático para reducir la concentración de virus en el aire. Además, la EPA aconseja incorporar tecnologías de tratamiento del aire, políticas administrativas y limpieza y desinfección regulares.

Comprender la calidad del aire interior y su impacto

Si bien muchas personas son plenamente conscientes de los horrores de la contaminación del aire exterior, la contaminación del aire interior también plantea grandes riesgos para la salud. La calidad del aire interior se refiere a las condiciones del aire dentro de los edificios y afecta directamente la comodidad y el bienestar de los ocupantes. Una mala calidad del aire puede afectar a todos, especialmente a los miembros más vulnerables de la población, como los niños, las personas mayores y quienes padecen afecciones respiratorias o cardíacas.

Gestionar los contaminantes interiores puede reducir significativamente los riesgos para la salud. Los efectos pueden aparecer poco después de la exposición o manifestarse años más tarde. Los contaminantes suelen proceder de fuentes interiores que emiten gases o liberan partículas, y una ventilación insuficiente puede agravar aún más el problema al no introducir suficiente aire fresco ni eliminar los contaminantes de manera eficaz.

Los virus respiratorios como la influenza, el VRS (virus respiratorio sincitial) y el virus responsable de la COVID-19 se propagan fácilmente en interiores debido a la mayor concentración de partículas virales y la proximidad entre los ocupantes. Estos virus provocan innumerables infecciones, lo que a su vez se traduce en hospitalizaciones y muertes.

La ventilación adecuada y la filtración del aire son dos de los elementos clave de una defensa de múltiples componentes contra la propagación de virus transmitidos por el aire en espacios interiores. Aumentar el flujo de aire exterior hacia los espacios interiores es una estrategia eficaz para abordar el problema de los contaminantes. Cuando no sea posible incrementar la ventilación, el uso de filtros en los sistemas HVAC o de limpiadores de aire puede ayudar a minimizar la cantidad de partículas en suspensión. Es fundamental comprender que ningún método de CAI es suficiente por sí solo. Por lo tanto, estas estrategias deben utilizarse en conjunto, junto con las precauciones sanitarias recomendadas por los CDC, para que sus esfuerzos sean lo más eficaces posible.

Papel de las partes interesadas

A la hora de elaborar una política de ventilación y calidad del aire interior (CAI), hay algunas partes interesadas que simplemente no se pueden pasar por alto. Veamos a todas las partes implicadas en la elaboración de políticas.

Organismos gubernamentales

Organizaciones como la EPA (Agencia de Protección Ambiental), el CDC (Centros para el Control y la Prevención de Enfermedades), la Organización Mundial de la Salud (OMS) y otros departamentos de salud locales desempeñan un papel crucial en la configuración de las políticas de CAI y ventilación. Estos organismos son responsables de establecer normas nacionales y regionales. También emiten orientaciones oficiales y hacen cumplir las regulaciones mediante inspecciones y verificaciones de cumplimiento. Asimismo, financian iniciativas de investigación y lideran respuestas de salud pública en momentos de crisis como las pandemias, cuando la gestión eficaz del aire interior se vuelve crítica.

Profesionales y expertos en salud pública

Estas personas aportan algunos de los conocimientos basados en evidencia más valiosos. Sus investigaciones y hallazgos ayudan a identificar los vínculos entre la mala ventilación y los problemas respiratorios, influyendo así en prioridades de política importantes. Estos expertos y profesionales también brindan orientación sobre parámetros clave de ventilación, como las tasas recomendadas de renovación de aire, con el fin de disminuir la propagación de enfermedades transmitidas por el aire y mejorar los resultados en salud pública.

Ingenieros, arquitectos y profesionales de HVAC

Estos profesionales son esenciales para transformar la política de CAI en aplicaciones prácticas. Son responsables de diseñar e instalar sistemas de los edificios que garanticen el tipo adecuado de ventilación, incorporando soluciones de eficiencia energética y tecnologías avanzadas de filtración. Evalúan la viabilidad de nuevas medidas de CAI y se aseguran de que estas estructuras cumplan con las normas técnicas en evolución.

Propietarios de edificios

Estas personas están en primera línea de la implementación de políticas. Son responsables del mantenimiento de los sistemas de ventilación y también garantizan el cumplimiento continuo de las normativas de salud y seguridad. A través de consultas con las partes interesadas, aportan información práctica sobre desafíos operativos y necesidades de mantenimiento a largo plazo, lo que los convierte en socios clave para asegurar la eficacia de las mejoras en la CAI.

Instituciones educativas

Tienen el deber de crear espacios seguros y saludables para estudiantes y personal. Trabajan en estrecha colaboración con organismos gubernamentales para evaluar y modernizar los sistemas de ventilación de las escuelas y a menudo abogan por financiación adicional para actualizar la infraestructura. Al involucrar a docentes, familias y miembros de la comunidad, estas instituciones ayudan a aumentar la concienciación sobre la importancia de la CAI en los edificios escolares y otras instituciones educativas.

Sindicatos

Los sindicatos y los grupos de defensa de los trabajadores suelen centrarse en garantizar condiciones de trabajo seguras, lo que incluye la calidad del aire en los lugares de trabajo interiores. Se encargan de abogar por normas de CAI exigibles en las políticas de salud ocupacional, al tiempo que plantean preocupaciones cuando los sistemas de ventilación no cumplen. Estos grupos suelen impulsar reformas que minimicen los riesgos para la salud, así como el absentismo, producto de unas malas condiciones del aire.

Grupos de defensa ambiental y comunitaria

Estos grupos visibilizan las implicaciones de la calidad del aire interior para la población y para la salud ambiental. Trabajan incansablemente para incluir la CAI en los debates sobre justicia ambiental, asegurando que las comunidades marginadas estén representadas en sus consultas. A menudo supervisan los impactos de los proyectos de desarrollo y promueven prácticas de construcción sostenibles orientadas a mejorar la ventilación.

Instituciones académicas y de investigación

Estas instituciones desempeñan un papel vital al proporcionar la base científica para el desarrollo de políticas. Mediante estudios y hallazgos sobre exposición a contaminantes, tendencias de la calidad del aire y resultados en salud, aportan datos esenciales que orientan las decisiones normativas. También modelan los posibles impactos de las políticas y ofrecen análisis independientes y objetivos para guiar una formulación de políticas eficaz.

Asociaciones sectoriales

Organismos como ASHRAE (Sociedad Americana de Ingenieros de Calefacción, Refrigeración y Aire Acondicionado) y REHVA (Federación de Asociaciones Europeas de Calefacción, Ventilación y Aire Acondicionado) establecen normas técnicas y también proporcionan formación para profesionales que trabajan en ámbitos relacionados con la ventilación y la CAI. Desempeñan un papel crucial en la actualización de mejores prácticas, en el desarrollo de directrices de cumplimiento y servir de puente entre los responsables de formular políticas, los profesionales y el público en general.

Público en general y ocupantes de edificios

Son las partes interesadas más vitales, cuyas experiencias vividas les proporcionan una comprensión de primera mano sobre la eficacia de las medidas de CAI. Mediante su participación en consultas, reuniones comunitarias y canales regulares de comentarios, pueden abogar por mejorar la calidad del aire en hogares, escuelas y lugares de trabajo, garantizando así que las políticas respondan a necesidades y preocupaciones del mundo real.

Palabras finales

El camino hacia la mejora de la calidad del aire interior y las políticas de ventilación es un esfuerzo integral que exige una elaboración inteligente de políticas, la innovación tecnológica y la participación activa de las partes interesadas. A medida que crece la comprensión científica y evolucionan las prioridades ambientales, también deben evolucionar los marcos que rigen cómo se gestiona la calidad del aire en nuestros espacios interiores.

Desde las primeras normas de ventilación hasta las directrices modernas que integran salud, eficiencia y sostenibilidad, nunca se había subrayado tanto la importancia del aire interior limpio, especialmente a raíz de crisis sanitarias globales. Es importante entender que las políticas eficaces no se crean de forma aislada. Por el contrario, dependen de la colaboración entre organismos gubernamentales, expertos en salud, ingenieros, propietarios de edificios, instituciones educativas, entidades de defensa y el público en general.

Cada parte desempeña un papel clave en la configuración de normas prácticas que protegen la salud pública y mejoran el bienestar general. A medida que avancemos, el compromiso de impulsar los sistemas de ventilación y fortalecer las directrices de CAI debe ser una prioridad compartida en todos los sectores de la sociedad.

CAPÍTULO 16

ESCENARIOS FUTUROS E IMPLICACIONES

A lo largo de las décadas, el autismo se ha convertido en un destacado problema de salud pública, con una prevalencia en aumento a escala mundial. En Estados Unidos, la prevalencia del TEA entre los niños de 8 años aumentó del 0,66% en 2000 al 3,2% en 2022. Este incremento se atribuye a una combinación de criterios diagnósticos más amplios, mayor concienciación y prácticas de detección mejoradas.[1]

De cara al futuro, podemos ver que la trayectoria de la prevalencia del TEA está influida por varios factores, entre ellos las intervenciones sanitarias, las estrategias educativas, así como los cambios ambientales. En las siguientes secciones, profundizaremos en las proyecciones de las tasas de autismo basadas en las tendencias actuales y

---

1. Datos y estadísticas sobre el trastorno del espectro autista. (2025, 15 de abril). Trastorno del Espectro Autista (TEA). https://www.cdc.gov/autism/data-research/index.html

en intervenciones potenciales. Exploraremos algunos retos sociales clave que surgen del aumento de las tasas de autismo. Más adelante, también examinaremos cómo el cambio climático y la modernización continua podrían influir en estas tendencias.

Proyecciones de las tasas de autismo: tendencias actuales e intervenciones potenciales

Antes de pasar a las intervenciones, examinemos algunas tendencias recientes y actuales, así como algunos escenarios proyectados. Si observamos estudios más recientes, veremos que la nueva investigación indica un aumento significativo de la prevalencia del autismo. Entre 1990 y 2019, la incidencia media mundial del TEA en menores de 5 años se situó en torno a 96,9 por cada 100.000, con una cifra ligeramente mayor en varones que en mujeres. En Estados Unidos, la prevalencia entre los niños de 8 años alcanzó el 3,2% en 2022, lo que supuso un aumento considerable desde el 0,66% en el año 2000.[2]

Las proyecciones de la prevalencia del TEA tienden a variar. Esta fluctuación depende de varios factores, entre ellos las prácticas diagnósticas, la concienciación social y las influencias ambientales. En un estudio centrado en los efectos del calentamiento global sobre las cifras de autismo

---

2. Yang, L., Chen, F., He, X., Tong, Y., Li, Q., Yang, T., Peng, R., Wang, H., & Shi, Z. (2023). Carga global y desigualdad de los trastornos del espectro autista: basado en datos del Estudio de Carga Global de Enfermedad 2019. *Preventive Medicine Reports, 36*, 102511. https://doi.org/10.1016/j.pmedr.2023.102511

entre 1990 y 2019, se encontró que un aumento de 1 °C en la variación de la temperatura se asoció directamente con un incremento del 3% en el riesgo de incidencia del TEA. Si nos fijamos en el escenario de la Vía Socioeconómica Compartida (SSP) 585, que contempla altas emisiones de gases de efecto invernadero, se proyecta que la incidencia del TEA aumente significativamente para 2100, especialmente en zonas situadas entre las latitudes 10° y 20°.

Por el contrario, bajo el escenario SSP126, que representa una vía con bajas emisiones de gases de efecto invernadero y desarrollo sostenible, se espera que el aumento de la incidencia del TEA sea algo menos acusado. Según este escenario, las proyecciones indican un aumento inferior al 10% en todas las latitudes para el año 2100.

Impacto de las intervenciones

La implementación de intervenciones eficaces puede alterar la trayectoria de la prevalencia del TEA. El diagnóstico e intervención tempranos son extremadamente importantes para mejorar los resultados del desarrollo de las personas con autismo. Según la investigación, las intervenciones conductuales tempranas pueden allanar el camino para mejoras en la comunicación, las habilidades sociales y las habilidades adaptativas. Además, las campañas de salud pública destinadas a aumentar la concienciación y reducir el estigma pueden alentar a más personas a buscar diagnóstico y apoyo, lo que potencialmente puede conducir a mejores resultados y a la integración en la sociedad en la que vivimos.[3]

Analicemos de cerca las intervenciones conductuales tempranas, especialmente las basadas en el Análisis de la Conducta Aplicado (ABA). Veremos cómo estas intervenciones han aportado beneficios sustanciales al mejorar diversos aspectos del desarrollo en niños con TEA.

Mejoras intelectuales y cognitivas

Un metaanálisis de 29 estudios reveló que las intervenciones de ABA (Análisis de Conducta Aplicado) son altamente eficaces para mejorar las capacidades intelectuales de una persona, con una mejora visible en las puntuaciones de CI. Estas intervenciones también contribuyeron a mejoras moderadas en el CI no verbal y en las conductas adaptativas, incluidas la socialización y las habilidades de la vida diaria.

Habilidades de lenguaje y comunicación

Las intervenciones intensivas tempranas, como el Modelo Denver de Intervención Temprana (ESDM), han mostrado un éxito notable en la mejora de las habilidades lingüísticas. Un estudio con niños de entre 18 y 30 meses

---

3. Fuller, E. A., & Kaiser, A. P. (2019). Los efectos de la intervención temprana en los resultados de comunicación social para niños con trastorno del espectro autista: un metaanálisis. *Journal of Autism and Developmental Disorders, 50*(5), 1683–1700. https://doi.org/10.1007/s10803-019-03927-z

mostró que quienes recibieron el ESDM presentaron un incremento promedio de 18 puntos en el CI y de 18 puntos en habilidades de lenguaje receptivo.[4]

Además, un estudio a largo plazo destacó que los niños que se sometieron a intervención conductual intensiva temprana mantuvieron mejoras considerables en el lenguaje a lo largo del tiempo, siendo los más pequeños quienes mostraron mejores resultados.

Mejoras en el comportamiento social y adaptativo

Las intervenciones conductuales son eficaces, especialmente para mejorar las habilidades sociales y las conductas adaptativas en niños con TEA. Por ejemplo, el Entrenamiento de Respuesta Pivotal se centra en potenciar áreas clave como la motivación y la autorregulación, lo que conduce a una mejor comunicación social y a la reducción de conductas disruptivas.

Además, las intervenciones tempranas pueden favorecer una mejor integración en entornos educativos ordinarios, con niños que muestran relaciones entre pares mejoradas y, aún más importante, competencia social.

4. Dawson, G., Rogers, S., Munson, J., Smith, M., Winter, J., Greenson, J., Donaldson, A., & Varley, J. (2009). Ensayo controlado aleatorizado de una intervención para niños pequeños con autismo: el modelo Early Start Denver. *PEDIATRICS, 125*(1), e17–e23. https://doi.org/10.1542/peds.2009-0958

Beneficios a largo plazo y costo-efectividad

La intervención temprana no solo mejora los resultados del desarrollo, sino que también ofrece ventajas a largo plazo. Es muy probable que los niños que reciben intervenciones conductuales tempranas alcancen mayor independencia y requieran apoyos menos intensivos a medida que crecen. Esto allana el camino para reducir los costos de atención a lo largo de la vida y para una mejor calidad de vida de las personas autistas.

Campañas de salud pública: sensibilización y reducción del estigma

Las campañas de salud pública desempeñan un papel clave al modificar la trayectoria de la prevalencia del TEA mediante el aumento de la sensibilización y la disminución del estigma, al tiempo que fomentan el diagnóstico e intervención precoces.

Diagnóstico precoz

Las campañas que educan al público sobre los signos del autismo pueden contribuir a identificar y diagnosticar antes el problema. El diagnóstico precoz es crucial, ya que conduce a una intervención oportuna, la cual se asocia con mejores resultados del desarrollo en los niños autistas.

Reducir el estigma y fomentar la búsqueda de apoyo

El estigma en torno al TEA puede impedir que las

familias busquen diagnóstico y apoyo para sus hijos con TEA. Las campañas de salud pública que promueven la comprensión y la aceptación pueden minimizar este estigma y, así, animar a más familias a acceder a los servicios necesarios.

Fortalecer el apoyo comunitario

Las campañas también pueden movilizar recursos comunitarios, lo que conduce a la creación de redes de apoyo para familias con niños con TEA. Estas redes pueden ofrecer apoyo emocional y compartir recursos, además de abogar por los servicios necesarios, mejorando así los resultados para las personas con TEA.

Desafíos sociales derivados del aumento de las tasas de autismo

Impactos en la atención sanitaria

El aumento de la prevalencia del TEA supone un gran desafío para los sistemas de salud de todo el mundo. Las personas con TEA suelen requerir una variedad de servicios, como evaluaciones diagnósticas, intervenciones terapéuticas y atención médica continua. Sin embargo, muchos sistemas de salud están poco preparados para satisfacer estas necesidades.

Un estudio publicado destaca varias barreras de acceso a la atención sanitaria para las personas autistas, que incluyen escasez de servicios especializados, mayores costos y falta de sensibilización por parte de los médicos.

Tales barreras pueden provocar retrasos en el diagnóstico y el tratamiento, afectando negativamente la salud y el bienestar de las personas con TEA.[5]

Impactos educativos

Los sistemas educativos también enfrentan dificultades para atender al creciente número de estudiantes con TEA. La inclusión de estudiantes con TEA en aulas ordinarias requiere recursos como personal capacitado y materiales didácticos especializados. Sin el apoyo adecuado, los estudiantes con TEA pueden experimentar dificultades en el rendimiento académico y la integración social.

Además, la ausencia de planes de estudio estandarizados y de formación para educadores sobre TEA puede contribuir a experiencias educativas inconsistentes para los estudiantes. Implementar prácticas de educación inclusiva para niños autistas requiere cambios sistémicos en la estructura educativa general, desde reformas de políticas y formación docente hasta la asignación de recursos para garantizar que los estudiantes con TEA reciban el apoyo adecuado.

---

5. Malik-Soni, N., Shaker, A., Luck, H., Mullin, A. E., Wiley, R. E., Lewis, M. E. S., Fuentes, J., & Frazier, T. W. (2021). Abordando las barreras de acceso a la atención médica para personas con autismo desde el diagnóstico hasta la adultez. *Pediatric Research, 91*(5), 1028–1035. https://doi.org/10.1038/s41390-021-01465-y

Cambio climático, modernización y tasas de autismo

Cambio climático e incidencia del TEA

Según la investigación, existe una conexión directa entre el cambio climático y el autismo. Un estudio que analizó datos desde 1990 hasta 2019 encontró que una mayor variación de la temperatura se asociaba con un mayor riesgo de TEA, especialmente en regiones con bajo desarrollo socioeconómico. Esta asociación también puede deberse a factores ambientales como la exposición a contaminantes y las deficiencias nutricionales durante el embarazo, que pueden afectar el desarrollo cerebral del feto.

Modernización y factores ambientales

La modernización, caracterizada por la urbanización, la industrialización y cambios significativos en el estilo de vida, puede conllevar exposiciones ambientales que influyan en el desarrollo del TEA en los niños pequeños. Factores como el aumento de la exposición a la contaminación del aire, los cambios en la dieta y la disminución de la actividad física han sido identificados como contribuyentes clave al incremento de la prevalencia del TEA.

Asimismo, la modernización suele contribuir a cambios en las estructuras familiares y en las prácticas de cuidado que pueden impactar el desarrollo temprano de los niños. Por ejemplo, un mayor tiempo de pantalla y menos interacciones sociales pueden afectar las habilidades sociales y de comunicación y, por lo tanto, contribuir al desarrollo del TEA en la infancia.

Palabras finales

La trayectoria futura de la prevalencia del autismo está directamente influida por una combinación de factores que incluyen las intervenciones sanitarias, las estrategias educativas y los cambios ambientales. Si bien las proyecciones indican un aumento de los casos de TEA, particularmente bajo escenarios de altas emisiones de gases de efecto invernadero y esfuerzos de mitigación limitados, la implementación de las intervenciones adecuadas puede alterar dicha trayectoria. El diagnóstico y la intervención precoces, junto con cambios sistémicos en la atención sanitaria y la educación, son extremadamente importantes para abordar los desafíos que plantea el aumento de la prevalencia del TEA.

Además, comprender los posibles impactos del cambio climático y la modernización en las tasas de autismo es importante para desarrollar estrategias integrales que mitiguen estos efectos. Al adoptar prácticas sostenibles y promover la sensibilización, las sociedades pueden trabajar de manera eficaz para disminuir el número de casos de TEA, a la vez que garantizan que las personas autistas reciban el apoyo que necesitan para prosperar.

CAPÍTULO 17

SOLUCIONES BASADAS EN LA EVIDENCIA

El autismo, o trastorno del espectro autista (TEA), como lo llama la mayoría, es una condición neurodesarrollativa compleja que se manifiesta de diversas formas. Los niños con TEA pueden presentar dificultades persistentes en la comunicación social, patrones de conducta restringidos y repetitivos o pérdida de interés en actividades. Los síntomas del TEA pueden variar entre individuos, lo que hace que las estrategias de detección e intervención precoces sean aún más esenciales.

Según los Centros para el Control y la Prevención de Enfermedades (CDC), casi 1 de cada 36 niños en Estados Unidos recibe un diagnóstico de algún tipo de TEA. Sin embargo, con el tiempo, hemos observado que emergen tasas de prevalencia similares a nivel mundial, lo que resalta la universalidad de este desafío del desarrollo y la necesidad crítica de intervenciones eficaces y escalables.

Tras décadas de investigación intensiva, los expertos han concluido sobre la importancia de la intervención oportuna y cómo esta puede influir significativamente en los resultados de los niños autistas. Cuanto antes comience el proceso de apoyo, mayores serán las probabilidades de mejorar el lenguaje, las habilidades sociales, el rendimiento académico y las funciones adaptativas a largo plazo.

En las siguientes secciones, profundizaremos en estrategias reales fascinantes que han demostrado éxito tanto a nivel de los hogares individuales como en comunidades más amplias. Desde terapias conductuales hasta cambios ambientales y modelos holísticos centrados en la familia, la evidencia presentada en los siguientes párrafos mostrará el poder transformador de intervenciones informadas, oportunas y contextualmente adecuadas.

En este capítulo, también examinaremos recursos que investigan el papel de los factores ambientales durante el neurodesarrollo temprano. A través de estudios de caso cuantificables, datos de ensayos clínicos y metaanálisis, este capítulo fundamentará sólidamente la adopción de enfoques basados en la evidencia y multidisciplinarios orientados a las necesidades de los niños y las familias afectadas por el TEA.

Casos de estudio de intervenciones exitosas

1. Intervenciones basadas en el hogar

Programa de Apoyo Familiar de Benhaven (Estados Unidos)

Benhaven es una organización sin fines de lucro con sede en Connecticut que ofrece servicios a personas con autismo y otros problemas del desarrollo desde el año 1967.

Una de sus iniciativas clave es la División de Apoyo Individual y Familiar, que brinda servicios personalizados y a domicilio. Este modelo se basa en la filosofía del empoderamiento y en proporcionar a las familias las herramientas y la confianza que necesitan para fomentar en sus hijos la autonomía, la inclusión social y el funcionamiento cotidiano.

Algunos de los componentes clave de los servicios de Benhaven son los siguientes.

- Fines de semana de respiro: Estas iniciativas ofrecen a las familias un alivio esencial al tiempo que garantizan el apoyo continuo a las necesidades del niño.
- Actividades específicas de desarrollo de habilidades: Estas actividades se centran en la comunicación, la interacción social y las tareas de la vida diaria.
- Apoyo de emergencia: Esto incluye la provisión de suministros urgentes o estrategias de manejo de crisis.

Entre 2015 y 2020, los datos de resultados revelaron que el 82 % de las familias participantes en este programa informaron mejoras considerables en las habilidades de comunicación de sus hijos, mientras que el 76 % informó haber observado una reducción de las alteraciones del comportamiento. Además, los padres expresaron una mayor confianza para gestionar conductas desafiantes, al tiempo que promovían de manera independiente el desarrollo de sus hijos. Todos estos hallazgos muestran cómo un apoyo constante, centrado en el hogar, puede traducirse en avances sostenibles.[1]

Intervención Temprana Mediada por Padres (PMEI)

Se publicó un ensayo controlado aleatorizado en The Lancet Psychiatry (Green et al., 2015). En este ensayo se presentó un enfoque novedoso para mitigar tempranamente el riesgo de autismo. Empoderó a los padres para que actuaran como agentes terapéuticos en el desarrollo de sus hijos. El estudio reunió a 54 bebés con alto riesgo de autismo. Durante cinco meses, los padres recibieron entrenamiento estructurado con retroalimentación en video, lo que les ayudó a identificar y responder con mayor eficacia a las señales sociales de sus hijos.

- A los 3 años, los niños cuyos padres recibieron la PMEI mostraron una disminución del 30 % en los síntomas del TEA en comparación con los niños del grupo de control.
- Las ganancias en el funcionamiento cognitivo y adaptativo persistieron en la primera infancia, lo que demostró la eficacia de la intervención, así como sus beneficios a largo plazo.
- Este estudio ilustra que, incluso en ausencia de un diagnóstico profesional, las modificaciones

1. Programa de Apoyo Individual y Familiar | Benhaven. (s.f.). https://www.benhaven.org/programs/individual-and-personal-support

tempranas del entorno de cuidado pueden alterar eficazmente la trayectoria del desarrollo de los niños con TEA.[2]

2. Programas basados en la comunidad

Programa "Buddies" (Reino Unido)

Presentado por una organización del Reino Unido llamada Dimensions, el Programa "Buddies" ofrece un valioso ejemplo de cómo la participación social estructurada puede beneficiar a los jóvenes con autismo. La iniciativa está dirigida a personas de entre 5 y 25 años e incluye excursiones de fin de semana con campamentos, apoyo en el hogar, así como clubes sociales comunitarios. Algunos de los elementos clave de este programa incluyen principios de modelado entre pares, mentoría y planificación personalizada, adaptados a las fortalezas e intereses individuales. En este programa, los participantes realizan actividades de aprendizaje al aire libre y de juego sensorial, actividades de trabajo en equipo y ejercicios recreativos orientados a la inclusión y la resiliencia.

Una evaluación interna realizada en 2021 reveló que el 89 % de los participantes mostró una mejora en la

---

2. Green, J., Charman, T., Pickles, A., Wan, M. W., Elsabbagh, M., Slonims, V., Taylor, C., McNally, J., Booth, R., Gliga, T., Jones, E. J. H., Harrop, C., Bedford, R., & Johnson, M. H. (2015). Intervención mediada por los padres frente a ninguna intervención para bebés con alto riesgo de autismo: un ensayo paralelo, simple ciego y aleatorizado. *The Lancet Psychiatry, 2*(2), 133–140. https://doi.org/10.1016/s2215-0366(14)00091-1

interacción social, mientras que el 74 % informó una disminución de la ansiedad social. Los padres también destacaron avances en los niveles de independencia de sus hijos, así como en su adaptabilidad, especialmente en entornos nuevos o impredecibles, que a menudo constituyen un reto clave para los niños en el espectro autista.[3]

"Enabling Through the Horse" (Namibia)

En Windhoek, Namibia, un programa terapéutico denominado "Enabling Through the Horse", dirigido por Susan de Meyer, ofrece un enfoque adaptado cultural y contextualmente para ayudar a niños con problemas del desarrollo. El programa utiliza actividades montadas y en tierra para mejorar la coordinación motora, la conciencia corporal y la vinculación terapéutica. En este programa, los niños participan en el cepillado y la alimentación del caballo, lo que los hace más responsables y les enseña habilidades de equilibrio y coordinación. También hay sesiones interactivas que mejoran su comunicación con otras personas y con los animales.

Los informes posteriores a la intervención por parte de los docentes revelaron que un poco más del 60 % de los niños demostraron una mejor concentración, mientras que el 50 % desarrolló habilidades mejoradas de lenguaje expresivo dentro de los seis meses de participación semanal

---

3. Best Buddies International. (2022, 3 de mayo). Reino Unido - Best Buddies International. https://www.bestbuddies.org/uk/

en el programa. Este programa dice mucho sobre la eficacia terapéutica de las intervenciones asistidas con animales, especialmente en regiones donde los recursos de terapia tradicionales son escasos.

Investigación que respalda las modificaciones ambientales

1. Enriquecimiento ambiental

El enriquecimiento ambiental incluye la introducción de diversos estímulos sensoriales, que incluyen factores como texturas, sonidos, olores y elementos visuales que promueven la plasticidad cerebral y la participación conductual. Un estudio de 2015 de Woo et al. asignó aleatoriamente a 48 niños de entre 3 y 12 años con TEA a dos grupos. El primer grupo recibió terapia conductual estándar, mientras que los niños del otro grupo recibieron actividades de enriquecimiento sensorial.

- A los seis meses del ejercicio, el 42 % del grupo de enriquecimiento mostró reducciones considerables de los síntomas.
- Tras 12 meses en el programa, el 21 % de los niños del grupo de enriquecimiento ya no cumplía los criterios diagnósticos de TEA, lo cual fue notable.

Estos resultados ofrecen evidencia contundente de que el cerebro en desarrollo, especialmente en la primera y la mediana infancia, puede moldearse positivamente mediante experiencias multisensoriales cuando se aplican de forma consistente y estructurada.

2. Servicios "Wraparound"

El proceso Wraparound es un marco de atención basado en equipos y orientado por la familia, diseñado específicamente para abordar las necesidades de niños con desafíos de salud conductual, incluido el TEA. Implica la colaboración entre cuidadores, educadores, profesionales de la salud y organismos comunitarios. Una revisión de Bruns et al. (2010) destacó la eficacia de este modelo. Los hallazgos fueron los siguientes.

- Se observó una impresionante reducción del 28 % en las hospitalizaciones psiquiátricas.
- El programa también contribuyó a un aumento del 21 % en la asistencia escolar.
- Tasa de satisfacción del 92 % entre los cuidadores, y las familias informaron que los servicios se ajustaban a sus necesidades específicas

A diferencia de los modelos tradicionales de atención con estructuras programáticas rígidas, el enfoque wraparound construye un sistema de apoyo flexible basado en las fortalezas del niño, su contexto cultural y la dinámica familiar.[4]

---

4. Definición e historia del enfoque wraparound. (2025, 6 de marzo).

Datos cuantitativos sobre la eficacia de las intervenciones

1. Intervenciones conductuales

Se publicó en 2023 en Autism Research un metaanálisis de 65 ensayos controlados aleatorizados. Evaluó la eficacia de varios modelos conductuales basados en evidencia. Los hallazgos son los siguientes.[5]

Modelo Denver de Intervención Temprana (ESDM):

En este modelo, se observó un aumento promedio de 17 puntos de CI en un período de dos años. Además, hubo mejoras notables en el desarrollo del lenguaje, así como en la reciprocidad social.

Entrenamiento de Respuesta Pivotal (PRT):

Este entrenamiento mostró una impresionante mejora del 40 % en las verbalizaciones espontáneas. Asimismo, es accesible y adaptable para su uso en el hogar y en aulas inclusivas.

Educación Continua y Profesional | Servicios Humanos. https://humanservices.ucdavis.edu/wraparound-services/california-wraparound-standards-toolkit/history

5. Asf, & Asf. (2023, 27 de diciembre). Resumen de fin de año 2023 - Autism Science Foundation. Autism Science Foundation - Apoyando y compartiendo la investigación sobre autismo para mejorar la vida real de las personas reales. https://autismsciencefoundation.org/2023-year-end-review/

Programa TEACCH:

Este programa registró un aumento del 30 % en la independencia para la vida diaria, particularmente en niños no verbales. Además, se centra en la enseñanza estructurada y las rutinas predecibles.[6]

2. Intervenciones mediadas por padres en Asia

Un metaanálisis realizado por Zhang et al. en 2022 examinó 17 estudios diferentes de China continental, Hong Kong y Taiwán. Este análisis evaluó el impacto de terapias dirigidas por padres y adaptadas culturalmente. Los hallazgos fueron los siguientes.[7]

- El análisis observó una mejora del 23 % en la respuesta social de los niños.
- Aumento del 19 % en las puntuaciones de conducta adaptativa.
- Reducciones significativas en los niveles de estrés parental, medidos con instrumentos estandarizados.

Estos resultados refuerzan la relevancia y la escalabilidad global de los enfoques mediados por los

---

6. Aba, B. S. (2025, 14 de marzo). Aprovechando el método TEACCH para el éxito en el autismo. Brighter Strides ABA. https://www.brighterstridesaba.com/blog/teacch-method-for-autism/
7. Litson, K., Zhang, F., & Feldon, D. (2022). Predictores sociales de la salud mental y el bienestar de estudiantes de doctorado. OSF. https://doi.org/10.17605/OSF.IO/P7VJE

padres, especialmente cuando se adaptan para reflejar las normas culturales y familiares.

Palabras finales

Es importante entender que el camino de un niño con autismo no está predeterminado. Sin embargo, mediante estrategias deliberadas basadas en evidencia, fundamentadas en la identificación temprana, el apoyo conductual y la mejora de las experiencias ambientales, es posible fomentar avances significativos y medibles en los resultados del desarrollo. Como ilustran los estudios de caso, la intervención eficaz no se limita únicamente a los entornos clínicos; puede implementarse en los hogares, las escuelas, las comunidades e incluso al aire libre u otros contextos, algunos de los cuales están asistidos por animales.

Además, las investigaciones más recientes sobre las influencias ambientales, como el impacto de la calidad del aire interior y la exposición prenatal al dióxido de carbono, están empezando a reformular nuestra comprensión de los factores tempranos que contribuyen a los problemas del neurodesarrollo en los niños pequeños. Si bien la ciencia sigue evolucionando, tales teorías subrayan la importancia de adoptar un enfoque más holístico e interdisciplinario de la atención al autismo.

De cara al futuro, será necesario invertir en recursos comunitarios, formación profesional, colaboración intersectorial y prácticas culturalmente pertinentes para aumentar el éxito de estas intervenciones a nivel global. Al escuchar atentamente las voces de las familias y abrazar la innovación basada en evidencia, el camino por delante promete mayor equidad, empoderamiento y oportunidades para los niños con TEA.

CAPÍTULO 18

IMPULSAR EL CAMBIO: UN PLAN DE ACCIÓN INTEGRAL

El autismo es un problema real y las cifras y los hechos compartidos en este libro aluden al ritmo desbocado con el que este problema se está extendiendo a nivel global. Entonces, ¿cómo puede abordarse este problema? Pues bien, no hay una respuesta directa a esta pregunta de siempre. Después de todo, el TEA (trastorno del espectro autista) es en sí una condición multifacética. Tiene tantos aspectos que resulta casi imposible abarcarlos todos. No obstante, aunque parezca difícil, un enfoque holístico puede ayudar a madres y padres a mitigar los efectos del TEA en sus hijos.

Aunque algunas personas puedan verlo como una condición más que padecen las niñas y los niños, es importante entender que el TEA impacta la manera en que una niña o un niño vive la vida, por no hablar de disfrutarla o de aprovechar plenamente sus capacidades. Las dificultades para hablar y expresarse, así como para socializar y crear vínculos, son duras para una criatura y, aunque les afectan a diario, muchas madres, padres y familiares permanecen ajenos. Este libro sirve como una guía integral que ayudará a identificar las señales tempranas en la infancia, a la vez que ofrece intervenciones oportunas para prevenir los efectos perjudiciales que esta condición puede acarrear.

Cuando hablamos de un enfoque holístico para afrontar el autismo, debemos ser capaces de considerar todos los factores que pueden empujar a una niña o un niño a desarrollar TEA. Además, también debemos conocer las formas en que podemos prevenir que esta condición se exacerbe, al tiempo que elegimos las medidas correctas para combatirla.

Lo particular del TEA es que comienza temprano en la vida. Si bien algunas causas son de naturaleza biológica y genética, el entorno y el estilo de vida que se le ofrece a la niña o al niño también desempeñan un papel clave en su neurodesarrollo. Hablando de entorno y estilo de vida, es crucial que madres y padres tengan en cuenta las condiciones de vivienda.

Quedaron atrás los días en que las niñas y los niños tenían la oportunidad de jugar en campos abiertos y verdes, con aire fresco, elementos naturales y ausencia de polvo y contaminantes. A medida que las aldeas se convirtieron en pueblos y los pueblos en ciudades, el número de servicios disponibles para la humanidad creció, sin duda, exponencialmente. Si bien esta modernización parecía otro paso en el camino del progreso, nos arrebató el derecho a disfrutar de los dones y bendiciones que la Madre Naturaleza tiene reservados.

Con el tiempo, las casas se transformaron en complejos de apartamentos muy densos y los espacios que deberían haberse reservado para el descanso y la recreación fueron ocupados por enormes edificios comerciales. Aunque nadie puede negar la eficacia de los estándares modernos de vida, tampoco se pueden negar las desventajas de vivir en un espacio herméticamente sellado, con poco o ningún aire natural que bendiga nuestros pulmones.

En un espacio interior sellado, resulta fácil que prosperen contaminantes y gases. Cuando falta aire fresco dentro de las viviendas, se vuelve inevitable que los ocupantes dependan de aparatos electrónicos para la calefacción, el aire acondicionado y la ventilación. El uso excesivo de máquinas provoca la producción de gases perjudiciales como el dióxido de carbono (CO2). Ante la falta de ventilación, el humo de un cigarrillo o el de la cocina puede acumularse fácilmente dentro de la casa, dificultando la respiración de los ocupantes y derivando en enfermedades respiratorias y también cardiovasculares, que pueden ir desarrollándose con el tiempo.

Además, si una persona amante de las mascotas vive en estos espacios, el pelo que sueltan probablemente flote por toda la casa. Aunque ese material suave, parecido al algodón, pueda parecer inofensivo, no lo es. Puede causar alergias cutáneas, lagrimeo, tos, estornudos, dificultad para respirar y congestión nasal.

Además del humo, el CO2 y la caspa de mascotas, la falta de ventilación en los espacios habitables permite que el moho y los hongos prosperen. Cuando percibes un olor penetrante y humedad dentro de tu casa, no debes tomarlo a la ligera, pues puede afectar tu salud y la de tus hijas e hijos. El moho y los hongos también pueden causar problemas más graves como crup, neumonía y bronquitis.

¿Significa esto que las niñas y los niños son los únicos perjudicados por este estilo de vida poco saludable? En absoluto. Sin embargo, el problema es que las niñas y los niños siguen en etapas de desarrollo y su sistema inmunitario es más débil que el de sus familiares mayores. Cuando su organismo es atacado por contaminantes, es más probable que desarrolle problemas serios que pueden debilitar sus funciones corporales y el neurodesarrollo no es la excepción.

La exposición prolongada a contaminantes interiores y la falta de aire fresco y limpio pueden comprometer las funciones corporales de una niña o un niño y, con el tiempo, todo ello puede manifestarse en lo que conocemos como autismo o TEA.

Otro aspecto clave en este sentido es el tipo de dieta que llega al intestino de una niña o un niño. Como se dice, eres lo que comes. Antaño, y todavía hoy en algunas sociedades tradicionales, las niñas y los niños no solo tienen acceso a aire fresco y agua limpia, sino también a dietas puras y sin adulterar que les ayudan a crecer de manera óptima, aprovechando al máximo sus capacidades y fortalezas corporales. Una dieta equilibrada que incluya verduras, frutas, carne y productos lácteos es importante para que reciban su parte de nutrientes vitales para su crecimiento físico y mental.

En el llamado mundo desarrollado, vivimos según las

reglas y normas impuestas por corporaciones que existen con el único propósito de gestionar sus negocios y ganar dinero, incluso si es a costa de la salud de sus clientes. La comida que comemos, el agua embotellada que bebemos y los medicamentos que tomamos están infestados de algunos de los químicos más nocivos y tóxicos. Cuando esos químicos se introducen en nuestro organismo, pueden generar problemas serios y estos problemas pueden heredarlos nuestras hijas e hijos. De ahí el aumento de casos de autismo en todo el mundo.

Otra causa importante de que las niñas y los niños contraigan autismo a temprana edad también puede atribuirse a un estilo de vida deficiente. Las personas que actúan de manera irresponsable durante su juventud son propensas a involucrarse en algún tipo de consumo de sustancias. Mientras que algunas pueden fumar, otras pueden beber y algunas incluso irán más allá y tomarán drogas que potencialmente pueden matar a un ser humano. Poco saben que los efectos dañinos de esas sustancias podrían ser sufridos por sus hijos no nacidos cuando lleguen a este mundo mortal.

Aunque hemos visto algunas de las razones más comunes detrás de los casos de TEA, ¿cómo resolvemos estos problemas? Pues bien, la realidad es que no hay una respuesta directa a esta pregunta. Para idear una solución eficaz al problema, tendremos que volver al inicio de este capítulo, donde hablamos de un enfoque holístico para abordar el TEA.

Ya es más que hora y, con incontables casos de TEA en todos los rincones del mundo, ha llegado el momento de que nuestra sociedad una fuerzas y cree un consorcio enfocado para abordar este problema de manera eficaz.

Madres y padres, docentes, profesionales de la salud, especialistas farmacéuticos y expertos en construcción deben ponerse de acuerdo si queremos librar al mundo del TEA, un problema que tiende a amenazar el futuro de nuestras próximas generaciones. Lo verdaderamente prometedor es ver cómo tantas ONG y grupos focalizados están asumiendo esta iniciativa y haciendo todo lo que está en su mano para frenar el problema del TEA, que arrebata la infancia a las niñas y los niños y les impide vivir la vida al máximo.

Madres y padres deben invertir en crear espacios habitables que sean seguros para las niñas y los niños y, en la medida de lo posible, energéticamente eficientes. Además de la seguridad y la eficiencia energética, las viviendas de nueva construcción deberían tener puertas y ventanas suficientes para que entre aire fresco, eliminando así los contaminantes, el humo y los gases que amenazan la salud de sus hijos. También deben invertir en sensores de CO2 y en sistemas HVAC (calefacción, ventilación y aire acondicionado) de alta calidad que eviten una exposición adicional a este gas perjudicial.

Las plantas en el espacio habitable pueden ser muy beneficiosas. Unas cuantas macetas de aloe vera dentro de la casa pueden absorber los gases nocivos del ambiente interior, manteniéndolo seguro y saludable para los ocupantes y sus hijas e hijos. Además, también es importante evitar pinturas, alfombras, muebles y otros artículos del hogar que puedan emitir COV (compuestos orgánicos volátiles), los cuales pueden provocar reacciones alérgicas y causar asma, daños en hígado y riñones, problemas reproductivos y deterioros cognitivos en niñas y niños.

Si has hecho todo lo anterior y aun así notas que a tu hija o hijo le cuesta hablar, comunicarse, resolver problemas o cultivar relaciones sólidas con otras personas, es importante intervenir de forma temprana. Además de llevarles al médico, algo sumamente importante, las madres y los padres también pueden llevar a sus hijos a programas privados, sin fines de lucro y comunitarios destinados a ayudar a niñas y niños con dificultades del desarrollo. Algunos ejemplos comunes de tales programas incluyen el Programa de Apoyo Familiar de Benhaven (Estados Unidos), el Programa "Buddies" (Reino Unido) y "Enabling Through the Horse" (Namibia).

Por suerte, con el aumento de la concienciación, personas de todo el mundo están entendiendo la importancia de la intervención temprana. Independientemente de dónde vivas, encontrarás gente afín interesada en poner fin a esta epidemia de autismo que sigue amenazando el futuro de nuestras hijas e hijos y de quienes vendrán después. El propósito de este libro es hacer de este mundo un lugar mejor para vivir, donde cada niña y cada niño tengan acceso a recursos que puedan ayudarles en su desarrollo.

Ahora, con la ayuda de las redes sociales, se ha vuelto aún más fácil para madres y padres de niñas y niños autistas y para quienes desean prevenir su aparición en sus hijos reunirse en una plataforma común. En sus canales sociales, tienen acceso a especialistas en el ámbito del autismo, así como a contenido informativo y bien investigado.

Además, aprovechando el poder de plataformas de redes sociales como Facebook, YouTube e Instagram, madres y padres pueden comunicarse entre sí y compartir sus problemas y experiencias, ofreciendo sugerencias y soluciones respaldadas por la experiencia.

Recuerda: es un hecho que afrontar el autismo no es fácil. Después de todo, es un desafío con múltiples facetas, pero debemos incorporarlo a nuestras conversaciones cotidianas para que podamos hacer algo al respecto a nivel colectivo. Si bien el reto es muy grande, no es insuperable.

Mediante esfuerzo, compromiso, honestidad, sinceridad, compasión y un diálogo abierto, podemos ofrecer a nuestros hijos e hijas una vida y un mundo donde puedan aprovechar plenamente sus dones sin quedarse rezagados respecto del resto.

APÉNDICE

Capítulo 1

Título de la Sección	Descripción del Contenido
Auge del autismo	El acceso a mejores investigaciones y diagnósticos ha llevado al aumento de los casos de autismo. Las condiciones de vida y la falta de acceso a aire fresco y ventilación se encuentran entre las causas.
Tasas de autismo en todo el mundo	Las cifras muestran que más de 67 millones de personas en todo el mundo se ven afectadas por el autismo.
Tasas de autismo desde la década de 1960	Hoy, la cifra es 100 veces mayor que en la década de 1960.
Razones del aumento de los casos de autismo	Factores hereditarios, prenatales y ambientales y un diagnóstico más eficaz.

Referencias

- Autism Statistics & Facts: How many people have autism? (n.d.). https://www.thetreetop.com/statistics/autism-prevalence
- National Autistic Society & National Autistic Society. (n.d.). What is Autism? https://www.autism.org.uk/advice-and-guidance/what-is-autism#:~:text=Autism%20is%20a%20lifelong%20developmental,and%20children%20in%20the%20UK.

Capítulo 2

Título de la Sección	Descripción del Contenido
Variaciones estructurales	Algunas de las áreas clave incluyen el crecimiento cortical, el cerebelo y el hipocampo.
Aspectos neuroanatómicos	Conectividad neuronal, diferencias en el tamaño de la amígdala y alteraciones del neocórtex.
Calidad del aire, contaminación y desarrollo cerebral	En el entorno podemos encontrar cierto material particulado que aún no está regulado, pero existe y afecta el cerebro de nuestras hijas e hijos.

Referencias

- Autism and brain development interconnection. (n.d.-b). https://www.mastermindbehavior.com/post/autism- and-the-brain-development#
- Air quality impacts early brain development. (2020, December 5). School of Veterinary Medicine. https://www.vetmed.ucdavis.edu/news/air-quality- impacts-early-brain-development

Capítulo 3

Título de la Sección	Descripción del Contenido
Reacción de combustión del CO2	$O_2 + CH_4 \rightarrow CO_2 + H_2O$
Actividades cotidianas que conducen a la acumulación de CO2	HVAC (calefacción, ventilación y aire acondicionado), cocina, chimenea, lavandería, suelo debajo de la casa.
Mito de la buena calidad del aire interior	Los materiales de construcción, los muebles nuevos, las alfombras y la ropa de cama liberan emanaciones químicas y este proceso continúa durante varias semanas e incluso meses.

Referencias

- Schwartz, L., Guais, A., Chaumet-Riffaud, P., Grévillot, G., Sasco, A. J., Molina, T. J., & Abolhassani, M. (2010). Carbon dioxide is largely responsible for the acute inflammatory effects of tobacco smoke. Inhalation Toxicology, 22(7), 543–551. https://doi.org/10.3109/08958370903555909
- The Headteacher | Better leadership, smarter spending. (n.d.). The Headteacher. https://www.theheadteacher.com/new-for-schools/the-impact-of-co2-on-childrens-learning

Capítulo 4

Título de la Sección	**Descripción del Contenido**
Ventilación natural vs. ventilación artificial	En comparación con los sistemas HVAC modernos, la ventilación natural puede ofrecer un 10–30 % más de ahorro energético.
Normativas de construcción que afectan la calidad del aire	Los hidrofluorocarbonos, o HFC, se utilizan para aire acondicionado y refrigeración. Estos químicos son hasta 1.000 veces más peligrosos que el propio CO2 y contribuyen significativamente al calentamiento global.

References

- Air quality in the built environment - World Green Building Council. (2022, August 17). World Green Building Council. https://worldgbc.org/healthy-equity-resilience/air-quality-in-the-built-environment/

Capítulo 5

Título de la Sección	**Descripción del Contenido**
Naturaleza vs. crianza	El cerebro tiende a ajustarse y adaptarse en función del entorno que lo rodea.
Crecimiento celular, migración y formación de conexiones	Las neuronas tienden a desplazarse desde la superficie interna del tubo hacia la superficie externa. Las neuronas son guiadas por la glía radial, que actúa como andamiaje.
Patrones de flujo sanguíneo y ventanas del desarrollo del autismo	La mayoría de las y los niños tienden a desarrollarse rápidamente, mostrando distintas habilidades que emergen durante ventanas de desarrollo específicas que comienzan desde el nacimiento y llegan hasta los catorce años.

Referencias

- Children's Hospital Los Angeles. (n.d.). Children's Hospital Los Angeles. https://www.chla.org/blog/experts/research-and-breakthroughs/what-can-blood-flow-tell-us-about-autism
- Kelly, Y., Kelly, J., & Sacker, A. (2013). Time for bed: associations with cognitive performance in 7-year-old children: a longitudinal population-based study. Journal of Epidemiology & Community Health, 67(11), 926–931. https://doi.org/10.1136/jech-2012-202024

Capítulo 6

Título de la Sección	Descripción del Contenido
Condiciones de CO2 elevado y formación de coágulos	Es un hecho que los niveles altos de CO2, o hipercapnia, pueden afectar la formación de coágulos sanguíneos, influyendo así en el proceso hemostático del organismo.
Flujo sanguíneo comprometido y deficiente desarrollo del tejido neural	Si el flujo sanguíneo se bloquea por cualquier motivo, puede conducir a un accidente cerebrovascular isquémico. Un evento de este tipo daña el tejido cerebral y, en algunos casos, puede incluso ser mortal.
¿Por qué fallan los tratamientos convencionales ante interrupciones del desarrollo?	Los desafíos específicos incluyen el trauma, que afecta la regulación emocional y el apego. También está la negligencia, que provoca retrasos en el desarrollo y daños en el tronco encefálico, lo que dificulta la introspección y hace que las terapias tradicionales sean menos efectivas.

Referencias

- Kiray, M., Sisman, A., Camsari, U., Evren, M., Dayi, A., Baykara, B., Aksu, I., Ates, M., & Uysal, N. (2014). Effects of carbon dioxide exposure on early brain development in rats. Biotechnic & Histochemistry, 89(5), 371–383. https://doi.org/10.3109/10520295.2013.872298
- Burch, G. E., & De Pasquale, N. P. (1965). The effect of CO2 on the viscosity of whole blood. Archiv Für Kreislaufforschung, 46(1–4), 161–167. https://doi.org/10.1007/bf02120179

Capítulo 7

Título de la sección	Descripción del contenido
Acumulación de CO_2 en cunas tradicionales	La mayoría de las cunas utilizan protectores acolchados. Estos protectores suelen estar hechos de múltiples capas de tela, a menudo envueltas alrededor de relleno de fibra u otros materiales acolchados.
Alternativas más seguras	Protector transpirable, ropa de cama minimalista, colchones con orificios de ventilación.
Mejorar la calidad del aire en la habitación de tu bebé	Lo primero que puedes hacer es controlar la calidad del aire interior utilizando un dispositivo como la serie AirVisual de IQAir.

Capítulo 8

Título de la sección	Descripción del contenido
Requisitos para una eliminación eficaz del CO_2	En primer lugar, la ventilación puede lograrse abriendo las ventanas y las puertas, así como utilizando un sistema HVAC.
Modelos matemáticos para el comportamiento de los gases y los patrones de flujo de aire	Estos modelos suelen utilizar ecuaciones diferenciales parciales. Dichos modelos pueden ser parabólicos o hiperbólicos.
Ventilación a nivel del suelo	Cuando la madera absorbe demasiada humedad, tiende a expandirse más allá de sus límites naturales, lo que hace que las tablas se arqueen o deformen. Esto no solo afecta la apariencia visual del piso, sino que también compromete su integridad estructural.

Referencias

- The Reynolds-Averaged Navier-Stokes (RANS) Equations and Models. (n.d.). System Analysis Blog | Cadence.
- https://resources.system-analysis.cadence.com/blog/msa2021-the-reynolds-averaged-navier-stokes-rans-equations-and-models
- Le2mon, M. (2025, February 3). CO2 safety in restaurants, bars, venues. CO2 Meter.

- https://www.co2meter.com/blogs/news/co2-safety-in-restaurants-bars- venus#:~:text=In%20general%2C%20the%20American%20Society%20of%20Heating%2C,CO2%20levels%20be%20maintained%20below%201%2C000%20ppm.

Chapter 9

Título de la sección	Descripción del contenido
El autismo en comunidades tradicionales	Aire más limpio, mejor ventilación, minimización de la exposición a toxinas y factores de estilo de vida que difieren de los de las zonas urbanizadas e industrializadas.
Tendencias globales en los diagnósticos de autismo	Entre los años 1990 y 2019, la prevalencia global del autismo aumentó un asombroso 39,3 %.
Prácticas de sueño, cuidado infantil y tasas de autismo	En regiones y culturas donde el colecho es común, como Japón, India y algunas partes de Asia Oriental, las y los lactantes suelen compartir cama o habitación con sus progenitores durante un período prolongado.

Referencias

- Davidovitch, M., Slobodin, O., Weisskopf, M. G., & Rotem, R. S. (2020). Age-Specific Time Trends in Incidence Rates of Autism Spectrum Disorder following adaptation of DSM-5 and Other ASD-Related Regulatory Changes in Israel. Autism Research, 13(11), 1893–1901. https://doi.org/10.1002/aur.2420
- Russell, G., Stapley, S., Newlove-Delgado, T., Salmon, A., White, R., Warren, F., Pearson, A., & Ford, T. (2021b). Time trends in autism diagnosis over 20 years: a UK population-based cohort study. Journal of Child Psychology and Psychiatry, 63(6), 674–682. https://doi.org/10.1111/jcpp.13505

Capítulo 10

Título de la sección	Descripción del contenido
Especificaciones arquitectónicas para un diseño saludable	El diseño de un edificio debe priorizar la configuración espacial, ya que fomenta una circulación saludable del aire, acceso a la luz natural y facilidad de movimiento.
Iluminación natural y artificial	La luz natural desempeña un papel importante en el mantenimiento de los ritmos circadianos.
Materiales de construcción y su efecto en la calidad y circulación del aire	La mayoría de los materiales, como las pinturas y los acabados de muebles, contienen compuestos orgánicos volátiles (COV).

Referencias

- Isaacs, N. P. (2024). 'The window area shall be at least one-tenth of the area of the room': The origins of a daylight (and ventilation) requirement in modern building codes. Lighting Research & Technology, 56(6), 637–659. https://doi.org/10.1177/14771535231225363 Russell, G., Stapley, S., Newlove-Delgado, T., Salmon, A., White, R., Warren, F., Pearson, A., & Ford, T. (2021b). Time trends in autism diagnosis over 20 years: a UK population-based cohort study. Journal of Child Psychology and Psychiatry, 63(6), 674–682. https://doi.org/10.1111/jcpp.13505
- TEN Key Daylight & Electric Light Metrics. (n.d.). https://www.iesve.com/discoveries/article/3813/ten-key-daylight-and-electric-metrics

Capítulo 11

Título de la sección	**Descripción del contenido**
Patrones de sueño infantil y desarrollo cerebral	Los recién nacidos tienden a pasar una parte significativa de su sueño en la fase REM, un proceso crucial para el desarrollo cerebral.
Acumulación de CO_2 y entornos de sueño	El CO_2 se produce de forma natural cuando una persona respira y se expulsa mediante la ventilación o la circulación del aire.
El impacto del entorno de sueño en los niveles de CO_2	En una cuna tradicional, especialmente cuando está rodeada por un protector o ubicada en una habitación mal ventilada, es muy probable que se produzca acumulación de CO_2.

Referencias

- News-Medical. (2020, April 21). Atmospheric CO2 levels can cause cognitive impairment. https://www.news-medical.net/news/20200421/Atmospheric-CO2-levels- can-cause-cognitive-impairment.aspx TEN Key Daylight & Electric Light Metrics. (n.d.). https://www.iesve.com/discoveries/article/3813/ten- key-daylight-and-electric-metrics
- Gutierrez, J. (2025, March 17). Managing ideal indoor humidity level to prevent mold growth | GP inspections. Guaranteed Property & Mold Inspection. https://www.gpinspect.com/article/humidity-level-to- prevent-mold/

Capítulo 12

Título de la sección	Descripción del contenido
Estrategias de prevención	Autoridades como el Ejecutivo de Salud y Seguridad (HSE) y el Departamento de Educación (DfE) recomiendan que todas las áreas ocupadas estén adecuadamente ventiladas sin comprometer la comodidad de los espacios.
Rutinas y prácticas diarias	Ventilación, limpieza, plantas de interior, purificación del aire.
Monitoreo de CO_2	Al elegir un dispositivo para monitorear los niveles de CO_2, existen dos opciones principales: monitores específicos de CO_2 y monitores de calidad del aire.

Referencias

- AQI Basics | AirNow.gov. (n.d.). https://www.airnow.gov/aqi/aqi- basics#:~:text=When%20AQI%20values%20a-re%20above,also%20has%20a%20specific%20color.
- Kane International. (n.d.). What are safe levels of CO and CO2 in rooms? | Kane International Limited. Kane International Limited. https://www.kane.co.uk/knowledge-centre/what-are-safe-levels-of-co-and-co2-in-rooms

Capítulo 13

Título de la sección	Descripción del contenido
Factores que afectan el costo de la terapia	La duración y la intensidad de la terapia.
Desglose de costos	Las terapias más comunes son el Análisis Conductual Aplicado (ACA), la terapia del habla y la terapia ocupacional. Cada una tiene su propia estructura de precios.
Opciones de ayuda financiera	Existen subvenciones comunitarias y programas de apoyo. La Fundación United Healthcare para Niños (UHCCF) ofrece ayudas para familias sin cobertura médica suficiente.

Referencias

- Autism intervention costs. (n.d.).
- https://www.mastermindbehavior.com/post/autism-intervention-costs
- Kesherim, R. (2025, March 5). Is Autism Covered by Health Insurance: Benefits & Coverage. https://www.totalcareaba.com/autism/is-autism- covered-by-health-insurance

Capítulo 14

Título de la sección	**Descripción del contenido**
Influencia de la industria farmacéutica en la investigación y el tratamiento	Entre 1999 y 2018, las compañías farmacéuticas gastaron alrededor de 4.700 millones de dólares en cabildeo ante el gobierno federal de EE. UU., con un promedio anual de 233 millones.
Desafíos para implementar enfoques basados en la prevención	Programas de estudio sobrecargados, resistencia institucional y sistemas de reembolso.
Estrategias para integrar factores ambientales en la educación y la práctica médica	Apoyo institucional, incidencia en políticas públicas y aprendizaje basado en la comunidad.

Referencias

- Wouters, O. J. (2020). Lobbying expenditures and campaign contributions by the pharmaceutical and health product industry in the United States, 1999-2018. JAMA Internal Medicine, 180(5), 688. https://doi.org/10.1001/jamainternmed.2020.0146

Capítulo 15

Título de la sección	Descripción del contenido
Cambios en políticas para abordar problemas de ventilación	La EPA recomienda incorporar tecnologías de tratamiento del aire, políticas administrativas y limpieza y desinfección regulares.
Partes interesadas	Gobierno, profesionales de salud pública, arquitectos y propietarios de edificios.

Capítulo 16

Título de la sección	Descripción del contenido
Proyecciones de las tasas de autismo	En Estados Unidos, la prevalencia entre niños de 8 años alcanzó el 3,2 % en 2022, un aumento considerable frente al 0,66 % del año 2000.
Impacto de las intervenciones	Las investigaciones indican que las intervenciones conductuales tempranas pueden mejorar la comunicación, las habilidades sociales y las conductas adaptativas.
Sensibilización y reducción del estigma	Las campañas de salud pública desempeñan un papel clave al aumentar la conciencia, reducir el estigma y fomentar el diagnóstico e intervención tempranos.

Referencias

- Dawson, G., Rogers, S., Munson, J., Smith, M., Winter, J., Greenson, J., Donaldson, A., & Varley, J. (2009). Randomized, controlled trial of an intervention for toddlers with autism: The Early Start Denver model. PEDIATRICS, 125(1), e17–e23. https://doi.org/10.1542/peds.2009-0958

www.ingramcontent.com/pod-product-compliance
Lightning Source LLC
LaVergne TN
LVHW040023051026
849525LV00003B/961